HEYNE BÜCHER

Hademar Bankhofer

Katzenfell & Stutenmilch

Die besten Gesundheitsrezepte, die wir den Tieren verdanken

Originalausgabe

WILHELM HEYNE VERLAG
MÜNCHEN

HEYNE RATGEBER
08/9148

Printed in Germany 1989
Umschlaggestaltung: Atelier Ingrid Schütz, München
Zeichnungen: CCC, München
Satz: Kort Satz GmbH, München
Druck und Bindung: Presse-Druck Augsburg

ISBN 3-453-00931-2

INHALT

Welt der Pflanzen – Welt der Tiere
Ein Vorwort 8

GESUNDHEIT

von den Bienen 13
von den Hühnern 55
von den Kaninchen 65
von den Pferden 73
von den Nerzen 85
von den Blutegeln 89
von den Meerestieren 95
von den Katzen 117
von den Ameisen 127
von den Schlangen 131
von den Schweinen 135
von den Hamstern 139
von den Ziegen 141
von den Wespen 155
von den Schafen 157
von den Läusen 171
vom Hirsch 173
von den Rindern 177
durch Tierhaltung 211

Schneckenschleim gegen Sommersprossen:
Ein Nachwort 215

Register 219

Für die vielen wertvollen Anregungen, für Unterlagen und wissenschaftliche Informationen zu dem vorliegenden Buch dankt der Autor an dieser Stelle:

Herrn Prof. Dr. med. Michael Kunze, Vorstand des Instituts für Sozialmedizin an der Universität Wien, Herrn Dr. Jürgen Reimann, Leiter des Instituts für Medizinische Vitamin- und Mineralstoff-Forschung in Bad Soden, Herrn Dr. med. Werner Salomon, Herrn Dipl.-Ing. Gerhard Emrich von der Internationalen Melbrosin-Forschung, Wien, Herrn Dr. med. Hermann Geesing, Herrn Dr. med. Karl Pflugbeil, Leiter des Schwarzwald-Sanatoriums Obertal, Herrn Dr. med. Wolfgang Köstler, Herrn Dr. med. Winfried Wagner, Leiter des Gesundheitszentrums Mariazell, Herrn Dr. Kenjiro Yasufuku von der Q. P. Corporation, Tokio, Herrn Prof. Dr. Jeffrey Bland vom Linus-Pauling-Ernährungsforschungs-Institut, Washington State, Herrn Dr. med. Karl Gartner, Leiter des Alpenkurhotels Gösing, Herrn Dr. Peter Deetjen, Leiter des Instituts für Physiologie und Balneologie an der Universität Innsbruck, Herrn Dr. Hans Bräuer vom Institut für klinische Biochemie und Pharmakologie, München, Herrn Reinhard Möller von ICI Pharma Dental, Herrn Mag. Walter Kristof, Generalsekretär der Conföderation der europäischen Drogistenverbände, Herrn Peter Steingraf von der Medicat-Forschung in Bad Homburg, Herrn Prof. Dr. med. John R. Hobbs vom Department of Chemical Immunology, Westminster Hospital, London, und Herrn Dr. med. Günter Neumeyer, Vizepräsident der Internationalen Gesellschaft für Thymologie und Immuntherapie.

WELT DER PFLANZEN – WELT DER TIERE

Ein Vorwort

Köln, Aachener Straße 1036. Es ist später Nachmittag an einem Freitag. Im großen Studio des deutschen Privatsenders RTL plus ist Hochbetrieb. Ich zeichne gerade wieder zwei weitere Folgen meines Gesundheits-Magazins »Gut geht's!« auf. Gerade, als ich eine kurze Besprechung mit meinem Producer Hans-Dieter Kohl und meinem Redakteur Thomas Goetz habe, werde ich ans Telefon gerufen. Eine Dame vom Empfang meldet sich aufgeregt: »Da ist ein Mann mit einem großen Papiersack, der Sie dringend sprechen möchte. Ich habe ihm gesagt, daß Sie jetzt keine Zeit haben. Aber er läßt sich nicht vertrösten!«

Ich sage meinem Redakteur Bescheid und gehe hinaus in die Halle. Bei meiner Arbeit vertrete ich nämlich einen wesentlichen Grundsatz: Meine Leser und meine Fernsehzuschauer haben ein Recht darauf, mir zu schreiben, mit mir zu telefonieren, mit mir zu sprechen.

Und dann steht er vor mir, ein stämmiger, weißhaariger Mann mit einem gewinnenden, strahlenden Lachen auf den Lippen. Er reicht mir die Hand, dann öffnet er den Sack, den er dabei hat, und greift hinein. Zwischen seinen Fingern hält er – Schafwolle.

Dazu meint er: »Ich bin aus der Lüneburger Heide hergefahren, um Sie etwas zu bitten. Sie schreiben und reden soviel über die Heilkraft von Kräutern. Sie sollten einmal darüber berichten, wie uns die Tiere heilen helfen. Darüber liest man fast nie etwas. Ich bin Schafhirte. Wenn ich Halsschmerzen oder Rheuma habe, dann lege ich mir die frischgeschorene Wolle meiner Schafe auf. Das ist für mich die beste Medizin.«

Ich habe nicht lange Zeit. Aber die Worte des Schafhirten haben mich beeindruckt. Was er nicht weiß: Ich habe selbst Schafe. Und mir fällt ein, daß ich meinem Sohn, als er klein war, und mir selbst auch schon Wolle um den Hals gelegt habe. Ich setze mich auf eine Tasse Tee mit dem Schäfer in die Kantine. Erzähle ihm von meinen Tieren. Und da meint er: »Dann müssen Sie doch unbedingt einmal über die Heilkraft der Schafwolle berichten!«

Als ich mich verabschiedet habe und zurück zu den Dreharbeiten ins Studio eile, überlege ich, wie recht er hat.

Ein sehr, sehr früher Morgen liegt über Hamburg. Es ist Sonntag, 5.30 Uhr. Im großen Sendesaal des Norddeutschen Rundfunks in der Rothenbaumchaussee 132. Redakteur Kurt Grobecker hat mich als Gast ins legendäre »Hamburger Hafenkonzert« eingeladen. Das Interview-Thema: Ich habe mich lange Zeit mit der Geschichte der Schiffs- und Seemannsheilkunde auseinandergesetzt. Kurz bevor die älteste aller Live-Hörfunksendungen im deutschen Sprachraum beginnt, drängt sich ein kleiner, sympathischer Mann mit Schiffermütze an mich heran, schlägt mir freundschaftlich auf die Schulter, daß ich beinahe umfalle, und ruft mir mit kernigem Hamburger Akzent zu: »Ich lese Ihre Gesundheits-Tips immer sehr gerne. Salbei, Thymian, Brennessel: Verwende ich selber alles auch.«

Dann legt er seine rechte, kräftige Hand auf seine linke Brust und sagt geheimnisvoll: »Aber, wissen Sie, warum ich so gesund bin und nie etwas auf dem Herzen habe und auch niemals einen Herzinfarkt kriegen werde?«

Er wartet gar nicht ab, bis ich etwas sage. Er antwortet gleich: »Ich esse regelmäßig Makrelen, Heringe und Lachs. Das ist Medizin für Herz und Kreislauf. Den Tip können Sie ruhig weitergeben...!«

Ich kenne die jüngsten, faszinierenden Untersuchungen über die Omega-3-Fettsäuren in diesen Fischen. Aber der Mann hat recht: Man muß darüber weiterberichten.

Wieder ein Sonntag. Diesmal vormittags. Der Ort: das Sendegebäude des Saarländischen Rundfunks in Saarbrükken. Redakteur Jürgen Albers hat mich in seine erfolgreiche Hörfunksendung »Fragen an den Autor« eingeladen. Ich sitze eine Stunde im Studio und beantworte Fragen zum Thema Gesundheit aus der Natur. Und da ist eine Anruferin in der Leitung und möchte wissen: »Herr Bankhofer, was halten Sie von Ziegenmilch und Ziegenbutter?«

Das Thema der Sendung ist eigentlich: Die Heilkräfte von Pflanzen. Aber ich gebe der Anruferin alles weiter, was ich in jüngsten medizinischen Untersuchungen erfahren habe: wie erfolgreich man Ziegenbutter gegen Rheuma einsetzen kann und daß Ziegenmilch Substanzen enthält, welche den Organismus gegen vorzeitiges Altern und Krebsgefährdung schützen können.

Die Frau am Telefon bedankt sich und erkundigt sich: »Haben Sie darüber in einem Ihrer Bücher geschrieben?«

Ich antworte: »Nein!« Dann lege ich auf und denke: »Warum habe ich das noch nicht getan?«

Ein früher Abend in Wien im ORF-Sendezentrum des Österreichischen Fernsehens, im Studio Z 4. Es ist ein Mittwoch. Und wieder präsentiere ich live die Lebenshilfesendung »Wir« zum Thema Gesundheit und gesunde Ernährung. Meine Studiogäste sind der oststeirische Stutenfarmer Franz Derler und der Wiener Arzt Dr. Karl Gartner. Wir sprechen über die medizinische Bedeutung der Stutenmilch. Und nachdem der Stutenfarmer verständlicherweise Stutenmilch in den höchsten Tönen gelobt hat, befrage ich den Arzt. Er bestätigt voll und ganz die hervorragende Wirkung dieser Milch bei Problemen der Leber und des Verdauungstraktes. Für mich ist das ein Anstoß, mich intensiv mit dieser ungewöhnlichen Milch für die Gesundheit zu befassen.

Ein Nachmittag in München. Zwei hektische, amüsante Stunden liegen vor mir. Ich betrete das Gebäude des Bayerischen Rundfunks, Rundfunkplatz 1. Ich bin zu Gast beim beliebtesten, erfolgreichsten deutschen Showmaster Thomas Gottschalk, und zwar in seiner täglichen Radio-Show bei Bayern 3. Er befragt mich über meine Arbeit, über Tips zu bestimmten gesundheitlichen Problemen. Dann rufen Hörer an und stellen konkrete Fragen an mich. Eine Münchnerin möchte wissen, ob ein Katzenfell tatsächlich so enorm schmerzlindernd und heilend bei Rheuma und Hexenschuß sein kann. Und ein junges Mädchen erkundigt sich über die Wirkung von Blütenpollen aus dem Bienenstock gegen Depressionen. Ich bemühe mich, erschöpfend Auskunft zu geben. Dann legt Thomas Gottschalk eine Platte auf. In der Zeit nimmt eine Idee immer mehr Gestalt an: die Idee, nicht allein über Kräuter und Heilpflanzen zu berichten, sondern auch über alles, was wir den Tieren für unsere Gesundheit verdanken.

Thomas Gottschalk hat meine Gedanken erraten. Denn beim darauffolgenden, letzten Interview-Part vor der nächsten Musikplatte verkündet er mit seiner strahlenden Stimme: »Und ich bin sicher: Heut ist eine neue Bankhofer-Buch-Idee geboren. Ich sehe es dem Hademar an der Nasenspitze an!«

Und wie recht er hatte.

Der Gedanke läßt mich von diesem Augenblick an nicht los. Auf der Fahrt im Taxi zum Flughafen fasse ich den Entschluß. Ich möchte mit Experten, Wissenschaftlern, Naturheilfachleuten und Ärzten in aller Welt sprechen, möchte alten Heiltraditionen in Ost und West nachgehen und ein Buch über Gesundheitsrezepte aus dem Tierreich schreiben.

Ja, und dieses Buch liegt jetzt vor Ihnen. Ich glaube, nachdem jahrzehnte- und jahrelang Berge von Kräuterbüchern geschrieben wurden, sollten wir uns im Interesse unserer Gesundheit doch gemeinsam einmal von der heilsamen Welt der Pflanzen auch der Welt der Tiere zuwenden und uns die erfolgreichsten Rezepte zunutze machen. Viele Tiere liefern wertvolle, faszinierende Substanzen für Medizin und Naturheilkunde. Es ist wichtig, daß Sie sie alle kennen, daß Sie mit Ihrem Arzt darüber sprechen, daß Sie immer wieder darauf zurückgreifen. Allerdings: Viele Rezepte aus der Tierwelt, auch wenn sie noch so wirkungsvoll sind, ersetzen selbstverständlich niemals den Arzt.

Ich hoffe, daß vieles von all dem, was ich für Sie zusammengetragen habe, nicht nur Ihr Interesse wecken, sondern Ihnen auch helfen kann. Sie werden sehen: Die Welt der Tiere hält eine Menge für Sie bereit.

Viel Spaß beim Lesen und gute Gesundheit mit Rezepten aus der Tierwelt wünscht Ihnen

Hademar Bankhofer

GESUNDHEIT

VON DEN BIENEN

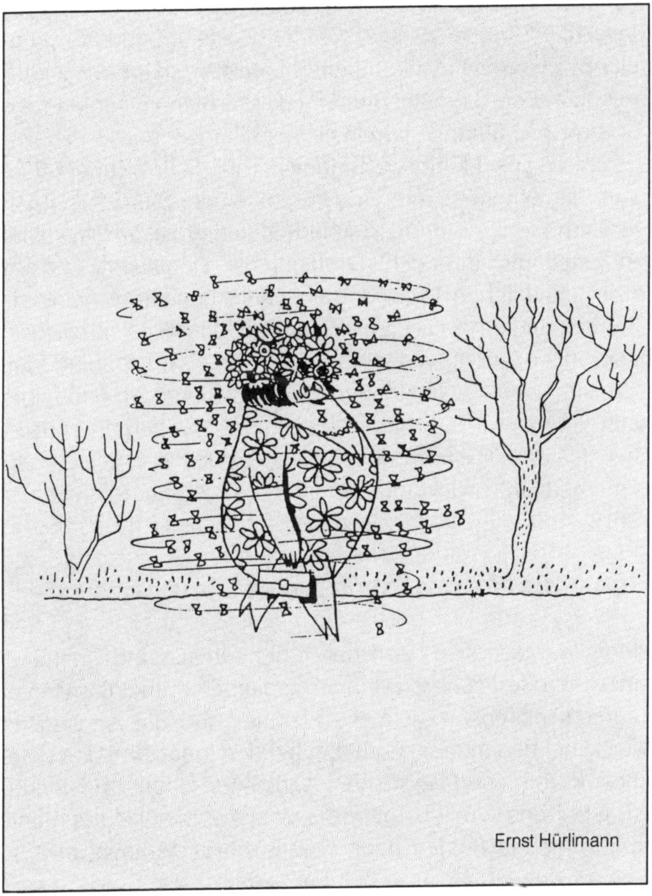

»Fleißig wie eine Biene«. Das ist ein oft und oft verwendeter Ausspruch, wenn es gilt, jemanden als besonders eifrig und emsig darzustellen. Diesem Fleiß ist zu danken, daß der Bienenstaat in musterhafter Ordnung und Harmonie funktionieren und existieren kann. Von diesem Fleiß profitieren aber auch wir Menschen. Denn die Produkte, die von den Bienen geschaffen werden, sind eine klassische Naturheilmedizin. Die Bienen existieren auf unserer Erde länger als die Menschheit. Wenn Wissenschaftler den Beginn der Menschheit etwa vor einer Million Jahren ansetzen, so weiß man aus Bernstein- und Baumharzfunden, daß es Bienenvölker bereits vor rund 30 Millionen Jahren gegeben haben muß.

Schon aus Höhlenzeichnungen der Steinzeitmenschen kann man erkennen, daß den Produkten der Bienen – vor allem dem Honig – medizinische Bedeutung zukam. In späteren Zeiten wird das noch viel deutlicher. Heute aber sind wir in der glücklichen Lage, daß wir nicht nur auf traditionelle Überlieferungen zurückgreifen müssen. Es gibt für all die Behauptungen auch wissenschaftliche Beweise, Studien und Untersuchungen. Und damit wird die Biene zu einem bedeutungsvollen Produzenten von wirkungsvollen und hilfreichen Naturheilmitteln, auf die inzwischen längst auch die Schulmedizin zurückgreift.

Honig für Nerven, Magen und Darm

Honig war bei vielen Völkern als Schönheits- und Heilmittel ein wertvolles Naturprodukt. Die Sumerer und Babylonier kannten ihn ebenso wie die Hethiter und die Ägypter. Er wurde bei den Indern geschätzt, bei den Juden, bei den Griechen, Römern und Germanen. Anfänglich langte der Mensch eifrig bei den wildlebenden Bienenvölkern zu. Doch relativ früh betrieb er Bienenzucht. Und das erste Produkt, das der Mensch verwertete, war eben der Honig.

Seit Jahrtausenden ist Honig ein Symbol für Lebenskraft, und in der Antike nannte man ihn »Nektar der Götter«. Der griechische Arzt Hippokrates (um 460 v.Chr.) riet seinen Patienten Honig als Lebenselixier und den Sportlern für besondere Energie und Leistungskraft. Bei den Römern gab man den schwangeren Frauen Honig als Stärkungsmittel und den Soldaten gegen Magen- und Darmbeschwerden.

Im Mittelalter wendete man Honig bereits gegen entzündliche Erkrankungen der Atemwege und des Verdauungstraktes an und trug ihn auf Geschwüre und Wunden auf.

So entsteht das Heilmittel Honig

Ehe man analysiert, was denn im Honig für Kräfte stecken, muß man sich vergegenwärtigen, wie er entsteht: Die Bienen fliegen von Blüte zu Blüte und sammeln den Blütenstaub – die männlichen Fortpflanzungszellen von Pflanzen, Blumen oder Baumblüten. Sie tragen diesen Blütenstaub an ihren behaarten Beinchen und am übrigen Körper nach Hause in den Bienenstock, vermischen ihn mit dem Nektar, den sie aus den Blütenkelchen getrunken haben, und geben dann die Mischung zur eigentlichen Honigaufbereitung im Organismus weiter. Der Honig wird im sogenannten Honigmagen der Bienen hergestellt. Dort kommt es zu einer Gärung, ausgelöst durch im Nektar und in den Futtersaftdrüsen der Bienen enthaltene Enzyme.

Aus dem Honigmagen kommt der Honig in eine Wabe des Bienenstocks und wird dort von Arbeitsbienen weiterverarbeitet. Es muß ihm dort Wasser entzogen werden, wenn er zu dünn ist. Hat er eine zu dicke Konsistenz, dann wird er vom Bienenrüssel bearbeitet. Weist er eine Konzentration von 60 Prozent Zucker auf, kommt er in die Wabenzelle und muß dort reifen. Hat er eine Zuckerkonzentration von 80 Prozent erreicht, dann wird die Wabe verschlossen.

Die wertvollen Inhaltsstoffe des Honigs

Beobachtungen und Untersuchungen haben ergeben, daß die Bienen grundsätzlich biologisch saubere Blütenbestände vorziehen. Außerdem beherrschen sie ein Geheimnis, hinter das bis heute kein Chemiker und Biologe gekommen ist. Bei der Honig-Herstellung gelingt es den Tieren, Vitamine haltbar zu machen, die sonst in allen anderen Naturprodukten vergänglich und leicht zerstörbar sind. Ein Beispiel: Wenn ein Apfel unmittelbar nach der Ernte im Herbst 100 Prozent Vitamine enthält, dann werden sie so abgebaut, daß es im November nur mehr 70 Prozent und im Januar nur mehr 40 Prozent sind. Im April sind nahezu keine Vitamine mehr vorhanden, lediglich die Mineralstoffe.

Im Honig können die Vitamine in unverminderter Form auch noch nach Jahren nachgewiesen werden. Ja, man konnte in Ägypten 2000 Jahre alte verschlossene Honigkrüge finden. Der darin enthaltene Honig hatte noch immer Vitamine in sich.

Und das sind die Inhaltsstoffe des Honigs, die ihn zum Naturheilmittel machen:

◐ Honig besteht aus 38 Prozent hochwertigem Fruchtzucker und 31 Prozent Traubenzucker, und zwar in freier Form, harmonisch gekoppelt mit den Vitaminen, die für die Zuckerverarbeitung im Organismus notwendig sind.

◑ Und das sind die Vitamine im Honig: Vitamin B 1, B 2, B 4, B 5 und B 6, außerdem Vitamin C, H und PP. Das sind alles wasserlösliche Vitamine.

◐ An Mineralstoffen bietet der Honig besonders reichlich Kalium, weiterhin sind darin noch Calcium, Natrium, Magnesium enthalten.

◑ An Spurenelementen findet man im Honig Eisen, Kupfer, Phosphor, Mangan und Silicium. Dieser Anteil wechselt beim Honig, je nachdem aus welchem Gebiet er stammt und aus welchen Pflanzen er gewonnen wurde.

◐ Der Honig liefert dem menschlichen Organismus aber auch wichtige Fermente oder Enzyme. Sie heißen Invertase, Diastase, Katalase, Phosphatase und Glukose-Oxydase. All diese Fermente, die bedeutend in viele harmonische Abläufe im Organismus eingreifen, beginnen bereits beim Kauen im Mund zu arbeiten und werden von den Mundschleimhäuten und später von den Magenschleimhäuten aufgenommen.

◑ Honig enthält aber auch Hormonstoffe wie etwa Acethylcholin und eine Substanz, die das Wachstum fördert. Das Acethylcholin, welches unsere Nerven und die Arbeit des Herzens positiv beeinflußt, hat der Nauheimer Herzspezialist Prof. Dr. Koch entdeckt. Untersuchungen am Pharmakologischen Institut Würzburg haben das bestätigt. Und im Jahr 1955 wies Prof. Dr. Vignec in den USA nach, daß Säuglinge mit nachweislich gehemmtem Wachstum in den ersten Lebensmonaten durch Honiggaben merklich im Längenwachstum aufholten.

◐ Der Honig enthält aber auch antibakterielle Stoffe, Bakterienbekämpfer, die auch *Inhibine* genannt werden. Sie sind allerdings nur in Honig wirksam, der nicht erhitzt wurde und der nicht in grellem Licht aufbewahrt wurde. Die antibakterielle Wirkung ist sogar noch in einer Verdünnung von 1 zu 64 nachweisbar. Mit diesen Untersuchungen hat man sich eingehend an Kliniken in Wien, Zagreb und Freiburg befaßt. Interessante Beobachtungen über die antibakterielle Wirkung des Honigs konnte auch der österreichische Arzt Dr. Stefan Karal nachweisen.

◑ Sehr wertvoll sind auch die Säuren, die sich im Honig befinden: in kleinsten Mengen Salzsäure, Phosphorsäure, Essigsäure, Apfelsäure, Zitronensäure, Milchsäure, Buttersäure, Gluconsäure und andere. Manche dieser Säuren stammen aus den Blüten, die anderen aus dem Speichel der Bienen. Man weiß, daß diese Säuren die einzelne Zelle im Organismus schützen und stärken und daß sie die Verdauungsarbeit positiv beeinflussen.

◐ Auch die rund 50 pflanzlichen Duft- und Aromastoffe, die im Honig nachgewiesen werden können, sind für unsere Gesundheit wichtig. Sie wirken beruhigend auf Nerven und Gemüt und aktivieren die Arbeit einiger Enzyme in unserem Körper.

◑ Der Honig wartet auch mit 14 Aminosäuren auf. Sie sind zwar nur in kleinsten Mengen enthalten, üben aber nachweislich einen vorteilhaften Einfluß auf den gesamten Stoffwechsel aus und tragen mit dazu bei, daß der Honig als gesundheitsfördernd gilt.

So wirkt Honig im Organismus

Wer die Liste der wertvollen Inhaltsstoffe des Honigs studiert, der stellt automatisch die Frage: Und wie wirkt er nun? Wogegen kann man ihn einsetzen? Die Möglichkeiten, mit Honig gegen eine Reihe von Befindlichkeitsstörungen vorzugehen, sind vielfältig.

◐ Wenn werdende Mütter unter Erschöpfungszuständen leiden, dann kann Honig in kleinsten Mengen hervorragend Kraft geben.

◑ Säuglinge und Kinder, die mit Milch und Honig versorgt werden, sind weniger anfällig für Infektionskrankheiten, weisen weniger Darmprobleme auf, bekommen seltener Gelbsucht und verzeichnen bessere Gewichtszunahmen. In Schweizer Sanatorien konnte man nachweisen, daß bleiche, blutarme Kinder im Alter von 5 bis 12 Jahren durch Honigkuren vermehrt Blutfarbstoff bildeten. Die Kinder bekamen zweimal täglich einen Eßlöffel Honig in warmer Milch.

◐ Nervöse Kinder und Erwachsene werden durch die regelmäßige Einnahme von Honig ruhiger.

◑ Wer viel Sport treibt, kann mit Honig verbrauchte Energie sofort wieder zurückholen und den Elektrolythaushalt unter Kontrolle halten. Wer Honig einnimmt, kann ideal durch Schwitzen abgebaute Mineralstoffe ersetzen. Wer gern wandert, mit dem Rad fährt oder Tennis spielt, sollte vorher einen Teelöffel Honig auf der Zunge zergehen lassen.

◐ Ältere Menschen sowie Rekonvaleszenten, die sich nach einer längeren Krankheit schneller erholen sollen, können mit Honig rasch wieder zu Kraft kommen. Untersuchungen in deutschen Krankenhäusern in den letzten Jahren haben ergeben, daß mit Honiggaben nach Operationen Herz, Kreislauf, Blutdruck und Durchblutung optimal aktiviert werden. Das ist vermutlich auch die Erklärung dafür, daß es unter den Imkern so viele hochbetagte und rüstige Männer gibt.

◑ Die Leber ist die größte Drüse unseres Körpers, welche die wichtige Aufgabe der Entgiftung durchführt. Die Leber kann aber nur wirkungsvoll entgiften, wenn ihr entsprechend Traubenzucker zur Verfügung steht. Und den liefert der Honig in bester Qualität. Regelmäßig Honig essen: Das ist gerade in unserer umweltbelasteten Zeit wichtig.

◐ Honig stärkt das Herz. Das haben unsere Großmütter behauptet. Ärzte haben das inzwischen längst bestätigt. Erfahrene Herzmediziner bauen sehr oft zur Herzstärkung Gaben von Haniglösungen ein. Und man weiß heute: Bei mangelhafter Herzdurchblutung, bei Angina pectoris, bei Herzrhythmusstörungen, Herzmuskelschädigungen, überhöhtem Blutdruck ist Honig ein wunderbar unterstützendes Mittel.

◑ Honig wird von manchen Medizinern bei Gelbsucht als ein zusätzliches Therapiemittel eingesetzt.

◐ Dr. William G. Peterson in Ada Oklahoma, USA, konnte in einer Studie von 22000 Patienten beweisen, daß Honig bei 90 Prozent von Allergien Besserung brachte. Aber nur dann, wenn es sich um naturbelassenen Honig handelte. Kleine tägliche Honiggaben wirkten im Versuch wie Impfungen und bauten die Immunkraft der Patienten auf.

◑ Auch die Qualität des menschlichen Blutes wird durch Honig verbessert. Rote und weiße Blutkörperchen werden gekräftigt.

◐ Viele Ärzte setzen Honig als wassertreibendes, entwässerndes Mittel ein, welches die Nieren stärkt und den Harn desinfiziert.

◑ Mit Honig können Magen- und Darmbeschwerden nachweislich gelindert werden. In Moskau werden sogar von Ärzten Magen- und Zwölffingerdarmgeschwüre mit Honig-Kuren ausgeheilt und gebessert. Im Ostrooumov-Krankenhaus haben sich damit Mediziner wie Karkhipova und Muller einen Namen gemacht. Viele Hausärzte in der Bundesrepublik verordnen ihren Patienten mit Magenbeschwerden Rollkuren mit Honigwasser.

◐ Mit Honigwasser kann man den Mund desinfizieren, wenn er entzündet ist, wenn man Halsschmerzen hat und zu Mandelentzündungen neigt.

◑ Honig hilft in vielen Fällen von hartnäckiger chronischer Verstopfung.

◐ Wer unter Schlafstörungen leidet, kann mit Honig Abhilfe schaffen.

◑ Auch Bettnässen bei Kindern kann man mit Honiggaben beheben.

◐ Honig wirkt bei Harnwegsinfektionen desinfizierend.

◑ Durch das Enzym Intervase kann Honig Blähungen verhindern, da dieses Enzym die Saccharose im Verdauungstrakt aufschließt.

◐ Die ätherischen Öle des Honigs, die desinfizierenden Stoffe und der Inhaltsstoff Acetylcholin wirken schleimlösend und bekämpfen Husten und andere Probleme der Atemorgane. Besondere Wirkung für ein befreiendes Atmen bei Erkältungen bringt eine Mischung aus Honig und etwas Zitronensaft.

◑ Äußerlich und innerlich unterstützt Honig die Haut. Er verschönt sie und verjüngt sie mit Hilfe des Hautvitamins Biotin, auch Vitamin H genannt. Durch seine bakterientötende Eigenschaft bekämpft Honig Akne und andere Hautunreinheiten. Für viele Frauen ideal: die Kombination aus Honigmasken und dem regelmäßigen Einnehmen von Honig in kleinen Mengen. Dadurch kann auch Ekzemen und anderen Hauterkrankungen entgegengewirkt werden.

◐ Auch für die Wundbehandlung eignet sich Honig wunderbar. Durch seinen Gehalt an Inhibinen und Wasserstoffsuperoxyd wirkt er bakterientötend. Der Fruchtzucker im Honig übernimmt die Aufgabe der Wundreinigung. Außerdem enthält er Vitamin K, welches für die Blutgerinnung verantwortlich ist. Honig regt auch verstärkt die Bildung von neuem Gewebe an. Eine wirkungsvolle Wundsalbe: 80 g Honig werden mit 20 g Lebertran verrührt und dann aufgetragen.

◑ Trotz Sulfonamiden und Antibiotika tropft man in der Sowjetunion Patienten mit Augenentzündungen und Eiterungen auch heute noch Honig ein oder verschreibt Honigsalben.

◐ An der Universität Frankfurt entdeckte man den Honig als Schutz gegen Strahlenschäden nach Röntgenaufnahmen.

Praktische Anwendung von Honig

◐ Wenn Sie Diabetiker sind, müssen Sie auf Honig-Therapien verzichten oder zumindest eingehend mit Ihrem Arzt darüber sprechen.

◑ Wenn Sie dahinterkommen, daß Sie Honig nicht vertragen, was hin und wieder vorkommt, dann sind auch Sie von diesen Therapien ausgeschlossen.

◐ Verwenden Sie als Naturheilmittel nur inländischen, ungemischten Honig, der niemals über 40 Grad Celsius erhitzt werden darf, weil sonst seine wertvollen Inhaltsstoffe vernichtet werden. Am besten, Sie besorgen sich den Honig regelmäßig von einem Imker Ihres Vertrauens.

◑ Setzen Sie den Honig auch anstelle von Zucker in der Küche ein.

◐ Nehmen Sie für Ihre Gesundheit Honig immer nur in kleinen und kleinsten Portionen zu sich. Zuviel ist für den Organismus nicht gut. Honig soll für Sie stets eine kostbare Medizin sein. Bedenken Sie immer, daß eine Biene, um eine 2 Eßlöffeln entsprechende Menge Honig zu erhalten, rund 1000 Flüge über Tausende von Kilometern zurücklegen muß.

Ein paar wirkungsvolle Honig-Rezepte

Kraft-Trunk und Durstlöscher

2 EL Honig und 1 TL frischgepreßter Zitronensaft werden in ¼ Liter Mineralwasser eingerührt.

Nervenberuhigung am Morgen

Nehmen Sie 1 EL Honig in den Mund und lassen Sie ihn langsam zerfließen, damit die Mundschleimhäute die Inhaltsstoffe rasch aufnehmen und in den Organismus weiterleiten können.

Hausrezept gegen Heiserkeit

¼ Liter warme Milch, 2 EL Honig einrühren. In langsamen Schlucken trinken.

Hausrezept gegen Angina und Schnupfen

4- bis 6mal täglich ein Stück Honigwabe mit Honig (Reformladen oder Imker) 15 Minuten lang gut kauen, den Rest weggeben.

Hausrezept gegen Halsschmerzen

½ Liter Wasser zum Kochen bringen, wegstellen, 50 g Honig einrühren. Das Gesicht darüberhalten und die Dämpfe einatmen. Die Inhalation sollte 10 Minuten dauern.

Hausrezept gegen Appetitlosigkeit

Nehmen Sie 30 Tage lang jeden Morgen auf nüchternen Magen und abends vor dem Zubettgehen jeweils 1 TL Honig.

Hausmittel für den Kreislauf

Trinken Sie einige Tage hintereinander am Morgen auf nüchternen Magen ¼ Liter Mineralwasser mit 2 EL Apfelessig und 1 EL Honig in kleinen Schlucken.

Hausmittel gegen müde, entzündete Augen

Geben Sie 1 Tropfen flüssigen Honig in die Augen. Oder lassen Sie in ¼ Liter Milch 10 Minuten lang 1 EL Kamillenblüten ziehen, dann durchseihen. In die abgekühlte Kamillenmilch 1 EL Honig einrühren. Wattebausch eintauchen und auf die Augen auflegen.

Hausmittel gegen Blähungen

Trinken Sie 1 Tasse lauwarmen Kamillentee mit 2 TL Honig.

Hausmittel gegen Schluckauf

Nehmen Sie 1 EL Honig ein. Er löst den Krampf ganz schnell.

Hausmittel gegen Erkältung

Trinken Sie ¼ Liter Milch, vermischt mit 2 EL Honig und 2 TL Melissengeist. Das Rezept stammt von der Kölner Klosterfrau Maria Clementine Martin aus dem vergangenen Jahrhundert.

Hausmittel gegen gesprungene rissige Haut

Mischen Sie Honig und Mandelöl (Apotheke) zu gleichen Teilen und massieren Sie die Haut damit sanft ein.

Hausmittel zur Herzstärkung

Nehmen Sie 3 Monate täglich morgens und abends 50 g Honig zu sich. Am besten eignet sich Waldhonig, weil er besonders reichlich den Mineralstoff Kalzium enthält.

Hausmittel bei nervösem Herz

Trinken Sie 8 Wochen lang morgens und abends ¼ Liter warmes Wasser mit 1 TL Honig. Oder trinken Sie 2 EL Weißdornsaft (Reformladen) mit 1 TL Honig.

Hausmittel gegen Husten

2 Zwiebeln in Scheiben schneiden, 3 EL Honig darüberträufeln. 1½ Stunden ziehen lassen. Dabei entsteht ein Saft, den man schluckweise trinkt.

Hausmittel gegen Leberbeschwerden

Trinken Sie jeden Tag ¼ Liter Molke mit 2 TL Honig.

Hausmittel gegen die Wirkung von Alkohol

Wenn Sie im Laufe eines Abends parallel zum Alkoholgenuß zwischendurch 1 EL Honig einnehmen, wird die Wirkung des Alkohols etwas neutralisiert.

Hausmittel gegen Kopfschmerzen

Nehmen Sie 1 EL Melissensaft (Reformhaus) mit 1 TL Honig ein.

Hausmittel gegen aufgesprungene Lippen

Reiben Sie die Lippen mehrmals am Tag mit Bienenhonig ein.

Hausmittel gegen Magengeschwüre

Nehmen Sie 14 Tage lang jeden Tag über den ganzen Tag verteilt 200 g Honig ein.

Hausmittel gegen Muskelkater

Nehmen Sie 3mal täglich jeweils 50 g Tannenhonig ein. Massieren Sie die schmerzenden Körperteile mit etwas Honig ein. Geben Sie ein Leinentuch darüber und lassen Sie den Honig zwei Stunden einwirken.

Hausmittel gegen Rheuma

Lassen Sie in Ihre Wanne Wasser unter 40 Grad Celsius ein. Geben Sie 500 g Honig und eine Handvoll Meersalz (Apotheke) dazu. Alles gut verrühren. Darin baden Sie 20 Minuten. Dann abduschen, abfrottieren und mindestens 1 Stunde ins Bett legen.

Hausmittel gegen Schlafstörungen

Trinken Sie vor dem Zubettgehen ¼ Liter warmes Wasser mit 2 EL Honig. Sie können auch warmes Bier mit Honig mischen.

Hausmittel gegen Zahnfleischentzündung

Geben Sie jeden Morgen etwas Honig auf den sauberen Zeigefinger und massieren Sie damit das Zahnfleisch. Sie können auch etwas Honig auf die Zahnbürste geben und dann damit massieren.

Bienenwachs zur Wundbehandlung und gegen Erkältungen

Wachs ist ein Grundbestandteil des Bienenstockes. Es ist ein Stoffwechselprodukt der Biene, das nur unter ganz bestimmten Bedingungen im Bienenvolk erzeugt werden kann: Die Tiere müssen jung und kräftig sein. Sie müssen eine legetüchtige Königin haben. Im Stock muß eine bestimmte Temperatur herrschen.

Das Wachs ist ein spezielles Drüsenprodukt der Biene. Es enthält aber auch Elemente, die aus den Blumen stammen, welche die Bienen im Laufe des Tages besuchten. Wenn beispielsweise die Akazien blühen, dann bekommt das zu dieser Zeit produzierte Wachs eine ganz helle Farbe. Zur Zeit der blühenden Sonnenblumen ist es gelb. Und das sind die wertvollen Inhaltsstoffe des Bienenwachses:

- reichlich Vitamin A
- Fettalkohole
- Farbstoffe
- antibakteriell wirkende Substanzen

Das Zusammenwirken dieser Inhaltsstoffe ergibt die medizinische Wirkung von Bienenwachs:

- Es wirkt entzündungshemmend.
- Es reinigt die Haut und zudem macht sie weich und geschmeidig.
- Es übt darüber hinaus eine antibiotische Wirkung auf die Haut aus.

Seit uralten Zeiten stellt der Mensch aus Bienenwachs Salben und Pflaster her und geht damit gegen Hautkrankheiten und infizierte Wunden vor. Das ist auch heute noch so.

Mit Bienenwachs gegen bösartige Geschwulste

Neuerdings hat die Medizin das Bienenwachs für die erfolgreiche Behandlung von bösartigen Geschwulsten und Hauttumoren entdeckt.

Man verwendet dazu alte, dunkle Bienenwaben, die noch Zellen mit Bienenbrot enthalten. Man stellt daraus eine Art Pflaster her, halbweich, dunkelbraun, mit angenehmem Geruch. Es ist vom chemisch-physikalischen Standpunkt aus sehr stabil, behält seine therapeutischen Eigenschaften und wirkt faszinierend.

Wenn man das Bienenwachs auf bösartige Tumore auflegt, sendet es eine »Armee« von Antikörpern aus, welche zwei Reaktionen auslösen:

- die Weiterentwicklung der bösartigen Geschwulst wird unterbunden,
- und der kranke Hautbereich beginnt zu heilen.

Selbstverständlich werden von den Ärzten auch noch andere äußere und innere Behandlungsformen angewandt. Die Bienenwachs-Therapie ist nur ein Teil der Behandlung. Tatsache ist, daß vom Wachs aus Immunfaktoren ausgehen, welche die Abwehrfähigkeit des Organismus steigern.

Bienenwachs kann auch Erkältungen bekämpfen

Das Kauen von reinem Bienenwachs wirkt sich positiv auf Erkältungskrankheiten aus. Da das Wachs, wie alles im Bienenstock, antibiotisch wirkt, gibt es beim Zusammentreffen mit Speichel Substanzen ab, die Bakterien und Viren bekämpfen und die Atemwege säubern; außerdem können sie auch Heuschnupfen lindern.

Praktische Anwendung von Bienenwachs

Für die innere Anwendung gegen Atemwegsprobleme und Erkältungen: Kauen Sie 3mal am Tag 1 TL Waben oder Wabenhonig 10 Minuten lang wie Kaugummi und spucken Sie dann das Wachs wieder aus.

<u>Für die äußere Anwendung zur Wundbehandlung</u>

Besorgen Sie sich in der Apotheke ein sogenanntes Wachs-Pflaster. Oder fragen Sie nach einer aus Bienenwachs hergestellten Wundsalbe.

<u>Für die äußere Anwendung zur Hautpflege</u>

Kaufen Sie in Ihrer Drogerie oder in der Parfümerie spezielle Hautsalben, die Bienenwachs enthalten.

Propolis, das Supermittel für die Wirbelsäule

Propolis ist ein ganz wesentlicher Bestandteil eines Bienenstocks, von den Bienen selbst hergestellt. Man kannte Propolis bereits in der Antike. Der römische Naturforscher Plinius und der griechische Arzt Dioskorides schrieben bereits darüber.

Der Name Propolis kommt aus dem Griechischen. Zu deutsch heißt Propolis »vor der Stadt«. Man bezeichnete in der Antike damit auch jene Wächter, die vor der Stadt Feinde und Gefahren abwehren.

Damit definierte man im antiken Griechenland vortrefflich die Wirkung dieser Substanz aus dem Bienenstock: Der darin enthaltene Wirkstoff verhindert, daß Krankheiten in den Stock eindringen.

Jeder Imker weiß es: Die kleinste Infektion kann für ein ganzes Bienenvolk verheerende Folgen haben.

Das bedeutet: Dieses Propolis ist ein natürliches Antibiotikum. In der Antike hat man sich dies reichlich zunutze gemacht.

Und wenn man bei den Geschichtsschreibern und Wissenschaftlern dieser Zeit nachliest, so erfährt man, daß damals Propolis von Ärzten intensiv eingesetzt wurde, um Schmerzen in den Gelenken und Wunden zu betreuen. Man rieb es auch bei Husten in Brust und Rücken ein.

Im Mittelalter wurde Propolis immer noch intensiv als Medizin verwendet, geriet dann aber zusehends immer mehr in Vergessenheit. Erst in den letzten Jahren hat man sich international wieder dieser Naturheilarznei aus dem Reich der Tiere erinnert.

Und im Augenblick erobert Propolis wieder die Welt. Sensationelle Untersuchungen über die hervorragende Wirkung stammen aus Rumänien, Jugoslawien, aus der Sowjetunion, aus Polen, der ČSSR, aus Österreich, Dänemark, Schweden und der Schweiz.

So entsteht das Heilmittel Propolis

Man nennt Propolis auch Bienenkittharz. Es handelt sich um eine harzige, gummiartige Substanz von zäher Konsistenz mit bitterem Geschmack, starkem Duft und großer Dehnbarkeit. Die Bienen fliegen nicht nur aus, um Nektar und Blütenpollen zu sammeln. Sie erfüllen parallel noch eine andere Aufgabe. Wenn ein Baum an seiner Rinde verletzt wird, schützt er seine Wunde ganz schnell mit austretendem Baumharz. Dieser in frischem Zustand flüssige Natursaft erstarrt an der Luft rasch, behält aber seine Elastizität. Besonders wertvolles Harz findet man bei Pappeln, Roßkastanien, Buchen, Birken, Ulmen, Weiden, Fichten, Erlen, Tannen und Kiefern.

Die Bienen finden aber auch an Blüten, Zweigen und Blättern etlicher Pflanzen Harztropfen. Sie sammeln dieses Harz, vermischen es mit eigenen Sekreten und bringen es in den Stock. Sie kitten damit Ritzen, Fugen und Schwachstellen im Bienenstock und in den Waben. Und wenn ein Insekt in den Stock eindringt und besiegt wird, dann umschließt man es ebenfalls mit Propolis, damit es keine Krankheit auslösen kann.

Die wertvollen Inhaltsstoffe von Propolis

Die Bienen bringen Propolis zum Schutz ihrer Gesundheit in den Stock. Daher interessierte Mediziner und Wissenschaftler: Was enthält Propolis? Woraus besteht es? Heute kennt man die Zusammensetzung der Inhaltsstoffe:

◐ Im Propolis kann man die Vitamine E, H, P und jene der Gruppe B nachweisen.

◑ Sehr stark ist der Mineralstoff Kalzium vertreten.

◐ An Spurenelementen findet man im Propolis Eisen, Strontium, Silicium, Mangan, Zink, Kupfer.

◑ Propolis enthält Säuren, die Heilreaktionen auslösen: Myristinsäure, Zimtsäure, Kaffeesäure, Sorbinsäure, Benzoesäure.

◐ Überdies besteht die Substanz aus Harzen, Blütenpollen, ätherischen Ölen, Duftstoffen.

◑ Die antibiotische Wirkung von Propolis ist zweifelsohne auf das harmonische Zusammenspiel all dieser Inhaltsstoffe zurückzuführen.

So setzt man Propolis für die Gesundheit ein

Man weiß heute, daß Propolis für die Volksgesundheit wichtige Eigenschaften aufweist:

◐ Es wirkt entzündungshemmend.

◑ Es fördert die Durchblutung bis tief ins Gewebe.

◐ Es hat eine hohe antibiotische Wirkung.

◑ Es aktiviert die Neubildung von Hautgewebe nach Verletzungen und bei Wunden.

◐ Es lindert und bekämpft rheumatische Schmerzen und Schmerzen im Bereich der Wirbelsäule.

◑ Propolis kann die körpereigene Abwehr stärken.

◐ Es kann Keime hemmen.

Wenn man sich vorstellt, daß in einem Bienenstock rund 60000 Insekten auf engstem Raum unter feuchttropischem Klima leben können, dann wird einem klar, daß dabei Propolis eine sehr wesentliche schützende Rolle übernimmt. Vor allem gefährliche Pilzarten, welche die Bienenbrut bedrohen, werden durch Propolis unschädlich gemacht. Jetzt wird auch klar, warum man im alten Ägypten Mumien mit Propolis einbalsamierte. Und so kann der Mensch heute Propolis für seine Gesundheit einsetzen:

◑ Prof. Dr. Osmanagic an der Universität Sarajevo konnte nachweisen, daß Propolis innerlich gegen Schnupfen und Grippe angewandt werden kann.

◐ Weitere Versuche haben ergeben, daß Propolis auch Magen- und Darmprobleme lindern und ausheilen kann. Interessante Ergebnisse erzielte dazu Primarius Dr. Franz Klemens Feiks am Krankenhaus Klosterneuburg in Österreich.

◑ Bei Entzündungen im Mund und Rachenbereich hat sich Propolis bestens bewährt, und zwar in flüssiger Form.

◐ Auch bei Herpes-Bläschen und bei Gürtelrose werden hervorragende Erfolge erzielt.

◑ Mit Propolis-Einreibungen kann man eine Reihe von Erkrankungen erfolgreich bekämpfen: Tennisarm, Rheuma, Gicht, Ischias, Spondylarthrose und andere Erkrankungen an Wirbeln, Wirbelsäule, Krampfadern, Hühneraugen, Hämorrhoiden, ja in manchen Fällen sogar Psoriasis. Interessant ist, daß nahezu das gesamte Ensemble des Wiener Staatsopernballetts bei Fußverletzungen Propolis einsetzt.

Praktische Anwendung von Propolis

Propolis ist als Bienenkittharz, Lebensbaumharz oder Melbrosia in Apotheken erhältlich, und zwar in fester und flüssiger Form.

◐ Man kann die körpereigene Abwehrkraft sowie die Leistungsfähigkeit durch regelmäßiges oder zeitweises Einnehmen von Melbrosia-Propolis-Kapseln steigern. Eine Kapsel enthält 250 Milligramm Propolis. Es bekämpft Streß und Depressionen und wirkt darüber hinaus vorzeitigem Altern entgegen.

◑ Viele Infektionen kommen durch den Mund in den Organismus. Einen guten Schutz bietet da das Kauen von Propolis-Dragees, die gleichzeitig Zähne und Zahnfleisch pflegen.

◐ Gegen spezielle Zahnfleischprobleme verwendet man täglich Melbrosia-Propolis-Gel und Melbrosia-Propolis-Zahncreme.

◑ Zur Pflege von sensibler Haut gegen Akne und Faltenbildung gibt es die Propolis-Schönheitscreme.

◐ Sehr bewährt sind die Melbrosia-Propolis-Tropfen oder die Melbrosia-Tinktur. Man trinkt diese Darreichungen verdünnt, oder man gurgelt damit. Auf diese Weise kann man mit Propolis zugleich Magen- und Darmprobleme und Entzündungen im Mundbereich bekämpfen.

◑ Nach wie vor aber ist das bedeutendste Naturarzneimittel in dieser Palette die traditionelle Melbrosia-Propolis-Heilsalbe für Massagen und Einreibungen. Sie wird am meisten verwendet und bei äußeren Beschwerden eingesetzt.

◐ Gegen Haarprobleme verordnen mehr und mehr Ärzte ihren Patienten Melbrosia-Propolis-Shampoo.

Einige konkrete und sehr wirkungsvolle Hausrezepte mit Propolis:

Hausmittel gegen Fieberbläschen

Wenn Sie das erste unangenehme Kribbeln auf der Haut verspüren, mit dem sich eine Fieberblase ankündigt, dann tropfen Sie etwas Melbrosia-Propolis-Tinktur aus der Apotheke auf einen Wattebausch, und reiben Sie damit fest und in Abständen immer wieder die betreffende Hautstelle ein. Sehr oft kann man – wenn man rechtzeitig eingreift – die Fieberblase verhindern. Zumindest aber klingt sie rasch ab.

Hausmittel gegen starke Schuppenbildung und Haarausfall

Waschen Sie zweimal die Woche Kopfhaut und Haare mit Melbrosia-Propolis-Shampoo: Führen Sie jedesmal zwei Waschvorgänge durch. Auf diese Weise wird zuerst der Schmutz gelöst und ausgewaschen. Dann wird das Haar mit einer schützenden Propolisschicht überzogen, welche das Haar stark gegen schädigende Umwelteinflüsse macht.

Akne und andere Hautentzündungen

Massieren Sie 2mal am Tag – und zwar 3 Monate lange – die gereinigte Haut mit Melbrosia-Propolis-Salbe ein, lassen diese über Nacht einwirken, und tragen Sie am nächsten Morgen nach dem Waschen die Propolis-Schönheitscreme auf.

Hausmittel gegen Sehnenscheidenentzündung

Reiben Sie die schmerzenden Stellen 3mal täglich mit Propolis-Heilsalbe ein. Tragen Sie die Salbe dann dick auf, und legen Sie für einige Stunden ein Leinentuch darüber. Zuerst verstärken sich die Schmerzen. Am dritten Tag tritt dann jedoch eine Besserung ein. Und nach einer Woche sind die Schmerzen sehr oft bereits vollkommen verschwunden.

Hausmittel zur allgemeinen Immunstärkung

Trinken Sie 6 Wochen lang 3mal am Tag $\frac{1}{16}$ Liter warmes Wasser mit 15 Tropfen Melbrosia-Propolis-Tinktur. Das hilft auch gegen Magenschmerzen.

Hausmittel gegen Rheuma und Wirbelsäulenschmerzen

Lassen Sie sich 3mal am Tag mit der Propolis-Heilsalbe einmassieren. Ziehen Sie danach warme Kleidung über, so daß die Substanzen der Salbe durch die Wärme tief in die Haut eindringen und wirken können. In den ersten Tagen der Behandlung werden sich nur mäßige Erfolge einstellen. Erst nach 5 bis 7 Tagen tritt eine merkliche Besserung ein.

Hausmittel gegen Halsschmerzen und Heiserkeit

Geben Sie 15 Tropfen Melbrosia-Tinktur in $\frac{1}{8}$ Liter warmes Wasser und gurgeln Sie damit mehrmals am Tag.

Bienengift bei Rheuma und Arthritis

Die Heilkraft des Bienengiftes war ebenfalls schon bei den Ägyptern bekannt. Bei rheumatischen Anfällen setzte man Bienen auf den betreffenden schmerzenden Körperteil und wartete, bis sie stachen. In der Sowjetunion wird dies in ländlichen Gegenden heute noch praktiziert. Bis in unser Jahrhundert gab es im Grunde genommen keine andere Möglichkeit, sich das Bienengift zunutze zu machen. Doch die Tatsache, daß vor allem Imker durch zufällige Bienenstiche überraschend schnell von schweren Rheumabeschwerden geheilt wurden, veranlaßte den Biochemiker Illertissen, sich sieben Jahre lang am Pharmakologischen Institut der Universität Würzburg mit der Zusammensetzung und Wirkung des Bienengiftes zu befassen. Und dann begann er, das Bienengift in großen Mengen zu gewinnen und in Salben und Injektionslösungen zu verarbeiten.

Heute wird neben Injektionen und Salben das Bienengift auch sehr erfolgreich in homöopathischen Tinkturen eingesetzt. Besonderes Verdienst hat dabei die deutsche Forschergruppe von Infirmarius Rovit im schwäbischen Salach. Sie bringt Bienengift vor allem in Kombination mit pflanzlichen Substanzen gegen verschiedene Erkrankungen auf den Markt.

So entsteht das heilsame Bienengift

Die Biene ist mit einem Stachel ausgerüstet, damit sie sich selbst und ihr Volk vor Feinden schützen kann. Dazu gehören Wespen, Hornissen, aber auch andere Insekten. Viele Bienen im Stock haben nun in ihrer Giftdrüse Gift. Nicht alle Bienen. Das ist erwiesen. Junge Bienen, die eben erst geschlüpft sind, haben kein Gift. Bis zum 15. Tag haben sie ganz wenig Gift, dann füllt sich die Blase mit 0,04 Milligramm Gift in flüssiger Form. Nach dem 20. Tag bildet sich die Giftblase wieder zurück. Die Gifterzeugung hört wieder auf. Wenn eine Biene, was selten der Fall ist, zusticht und dabei nicht stirbt, dann kann sie ihre Giftblase kein zweites Mal mehr füllen. Diese Gifterzeugung in der Biene ist aber auch vom Pollenvorrat des Volkes abhängig. Pollenfrei aufgezogene Bienen können kein Gift bilden. Das meiste Gift haben Bienen, die im Frühjahr mit reichlich Pollen aufgezogen wurden.

Bienengift hat viele Inhaltsstoffe:

◐ Es enthält Phosphorsäure und Salzsäure. Dadurch ist es sehr scharf.

◑ Der Hauptwirkstoff ist das Melittin, ein Polypeptid, welches aus 26 Aminosäuren besteht.

◐ 18 Aminosäuren enthält das Apamin.

◑ Darüber hinaus findet man im Bienengift die Enzyme Phospholipase und Hyaluronidase, die auch im Schlangengift vorkommen.

◐ Zusätzlich enthält Bienengift Histamin.

Darum wirkt Bienengift

Das Bienengift regt die Produktion des körpereigenen Cortisons an und löst damit einen natürlichen Selbstheilungsprozeß aus. Auf dieses Weise bekämpft man heutzutage erfolgreich Rheuma, Gelenksentzündungen, Blutungen, Neuralgien, Ischias, Allergien, Arthritis, Arthrosen, Haut- und Gefäßerkrankungen. Das Geheimnis dabei: Das Bienengift regt das Blutserum und bestimmte Gewebe zu Abwehrreaktionen an. Unter der Einwirkung des Giftes vermehren sich die weißen Blutkörperchen. Es kommt zu einer verbesserten Durchblutung und zu einer vermehrten Wasserausscheidung.

Es gibt sechs Möglichkeiten, Bienengift als Therapie anzuwenden:

◑ Man reibt schmerzende Stellen mit einer Bienengiftsalbe aus der Apotheke ein.

◐ Man läßt sich vom Arzt eine Bienengift-Spritze verabreichen.

◑ Man inhaliert Bienengift auf Anweisung des Arztes.

◐ Man nimmt es in Tropfenform als homöopathisches Mittel zu sich und beläßt es lange im Mund, damit die Wirkstoffe von der Mund- und Zungenschleimhaut aufgenommen werden können.

◑ Man läßt es vom Arzt mit Hilfe von galvanischem Strom oder durch Akupunktur ins Gewebe einbringen.

In den Anfangszeiten der Bienengiftgewinnung saßen Arbeiterinnen vor den Fluglöchern vor Bienenstöcken und ließen die Tiere einzeln in eine Gewebeunterlage stechen, aus der dann das Pulver herausgelöst und zu Pulver getrocknet wurde. In trockener Form ist Bienengift nämlich für die Medizin unbegrenzt haltbar. Heute hat man für die Giftgewinnung ein Verfahren im großen Stil: Man kauft im Herbst von den Heide-Imkern Bienen, deren Lebenszeit zu Ende geht und deren Sammelaktivität stark nachläßt, und läßt sie in Textilunterlagen stechen. Daraus gewinnt man dann das Gift.

Praktische Anwendung von Bienengift

Wer Bienengift gegen seine Leiden einsetzen möchte, muß unbedingt vorher mit dem Arzt darüber sprechen. Es gibt Patienten, die auf Bienengift sehr stark reagieren.

◐ Injektionen, Inhalationen, Therapien mit galvanischem Strom und mit Akupunktur kann nur der Arzt durchführen.

◑ Einreibungen mit Bienengiftsalben müssen mehrmals am Tag durchgeführt werden. Es sei denn, daß der Arzt etwas anderes verordnet.

◐ Auch der Einsatz von homöopathischen Tinkturen, die Bienengift enthalten, sollte mit dem Arzt abgesprochen werden.

◑ Das Bienengift – in der Homöopathie »Apis mellifica« genannt – wird in verschiedenen Potenzen eingesetzt, meist in Verdünnungen D2 bis D6.

Arznei bei Bindehautentzündung

Nehmen Sie 3mal täglich 10 bis 15 Tropfen Hausmann-Komplex Nr. 3-Euphrasia. Das ist eine Mischung aus Bienengift mit Augentrost und Säften der Tollkirsche in kleinster Dosierung.

Arznei zum Aufbau der Immunkraft und gegen Erkältungskrankheiten

Nehmen Sie 3mal täglich 15 Tropfen Löwe-Komplex Nr. 5 »Echinacea« in etwas Wasser. Das ist eine Mischung aus Bienengift, rotem Sonnenhut und der Thuja.

Arznei gegen Schwellungen und Ödeme

Nehmen Sie 3mal täglich 15 Tropfen Löwe Komplex Nr. 13 »Solidago« in etwas Wasser. Das ist eine Mischung von Bienengift mit den Säften von Meerzwiebeln, Schwarzem Holunder, Goldrute, Hanf, Maiglöckchen und Fingerhut.

Arznei gegen Stauungen und Wadenkrämpfe sowie Hämorrhoiden

Nehmen Sie 3mal täglich 15 Tropfen Löwe-Komplex Nr. 12 »Aesculus« in etwas Wasser. Das ist eine Kombination aus

Bienengift mit dem Gift der Roten Waldameise sowie mit Säften der Roßkastanie, des Virginischen Zauberstrauchs und der Kuhschelle sowie Bestandteilen der Holzasche.

Arznei gegen Entzündungen

Nehmen Sie 3mal täglich 15 Tropfen Hausmann-Komplex Nr. 14 »Arnica-Bergwohlverleih«. Das ist eine Mischung aus Bienengift mit den Säften vom Eisenhut, der Zaunrübe und von Arnica.

Arznei gegen Bläschenausschlag

Nehmen Sie 3mal täglich 15 Tropfen Hausmann-Komplex Nr. 24 »Quajacum«. Das ist eine Kombination aus Bienengift mit dem Saft der Thuja, mit Schwefel und Quajakharz.

Alle homöopathischen Tinkturen mit Bienengift sind in der Apotheke erhältlich.

Untersuchungen, inwieweit Bienengift auch zellschützend und vorbeugend in der Krebsvorsorge und Krebsnachsorge eingesetzt werden könnte, werden weltweit durchgeführt.

Es gibt auch Anhaltspunkte, daß Bienengift im Organismus in gewisser Hinsicht als Strahlenschutz wirken könnte. Aber hier liegen noch keine klaren wissenschaftlichen Ergebnisse vor.

Gelée royale für Schönheit und Jugend

Die fleißigen Bienen produzieren nicht nur Honig, Propolis und Gift. Sie stellen auch ein geheimnisvolles Naturprodukt her, das besonders reich an lebenswichtigen Stoffen ist: Gelée royale. Von vielen Wissenschaftlern wurde es im Laufe der Zeit als Lebens-Elixier oder als Lebens-Serum bezeichnet. Man spricht auch vom Bienenköniginnen-Hormon oder vom »Weiselsaft«. Es handelt sich dabei um eine Flüssigkeit, welche die Bienen zwischen ihrem sechsten und zehnten Lebenstag aus der Futtersaftdrüse im Kopf ausscheiden. Diese speichelartige Substanz könnte man mit der Muttermilch vergleichen. Sie enthält nämlich alles, was die junge Bienenlarve zu ihrer Entwicklung braucht.

In diesem Zusammenhang muß man nun aber das System im Bienenstock kennen. Im Mittelpunkt des Bienenvolkes steht die Bienenkönigin. Die Larve einer Bienenkönigin erhält ausschließlich Gelée royale. Und sie wird damit ein Leben lang gefüttert.

Die Arbeitsbienen bekommen diese Köstlichkeit allerdings nur drei Tage. Dann werden sie mit Pollen und Honig großgezogen.

Das Gelée royale können nur Jungbienen herstellen und weitergeben. Sind sie 12 Tage alt geworden, verkümmern die dazu vorhandenen Kopfdrüsen. Die Biene wird anschließend zur Arbeitsbiene: zur Baubiene, zur Stockbiene oder zur Flugbiene.

Warum aber bekommt die Bienenköngin ein Leben lang von den jeweiligen Jungbienen Gelée royale? Sie holt daraus die Kraft, um ihre Bienenart zu erhalten. Denn, wenn sich nach grausamen Kämpfen unter den etwa 2000 Drohnen ein Drohnen-Prinz seine Machtposition geholt hat, darf er die Königin begatten und muß dann sein Leben lassen. Die Königin aber kann nun bis zu 800000 Eier legen.

Das heißt: Die Bienenkönigin hat die unglaubliche Kraft, mit dem Weiselsaft bis zu fünf Jahre lang zu legen. Die Eier, die sie in diesem Zeitraum legt, garantieren die Existenz des Bienenvolkes. Und fünf Jahre sind im Leben einer Biene sensationell. Die Drohnen leben zumeist nur einen Sommer lang.

Die wertvollen Inhaltsstoffe von Gelée royale

Genau diese Tatsache hat Wissenschaftler nachdenklich gemacht. Die Überlegung lautete: Wenn die Ernährung von Gelée royale das Leben einer Biene bis zum Fünffachen verlängert, dann muß in dieser Nahrung eine wunderbare Kraft stecken. Das gab den Anlaß, daß man dieses Gelée royale genau untersuchte. Heute weiß man, was alles darin enthalten ist:

◐ hochwertiges Eiweiß,

◑ Traubenzucker, Rohzucker,

◐ Aminosäuren,

◑ die Vitamine B1, B2 und B6, C, PP und H. Gerade das Vitamin H ist besonders wertvoll, weil es dem Alterungsprozeß in unseren Zellen entgegenwirkt.

◐ Überdies enthält Gelée royale antibiotisch wirkende Substanzen,

◑ Hormone,

◐ Mineralstoffe und Spurenelemente,

◑ heilende Duftstoffe und

◐ rund 3 Prozent von geheimnisvollen Stoffen, die bis heute nicht geklärt werden konnten.

Genau diese Inhaltsstoffe lassen vermuten, daß Gelée royale biologisch, chemisch und hormonell eine wesentliche Unterstützung gegen das Altern sein können. Ein absoluter Experte auf dem Gebiet des Bienenköniginnen-Hormons ist der Franzose Dr. Bernard Desouches. Als Leiter der Gesellschaft für rationelle Ernährungsforschung wandte er als erster das Tierprodukt Weiselsaft bei Senioren an, hatte damit einen großen Erfolg und gab der Substanz den Namen Gelée royale. Seine Patienten wurden durch regelmäßige Gaben davon merklich gekräftigt und verjüngt.

Daraufhin begannen zahllose Versuche in aller Welt mit diesem geheimnisvollen Weiselsaft.

Die umfangreichste schriftliche Arbeit über den Verjüngungseffekt des Bienenköniginnen-Hormons stammt von Dr. Thomas Gardner an der Universität von Tennessee. Dr. Gardner untersuchte vor allem den Vitamin- und Hormongehalt und schuf damit die Basis für die heutige Verwendung von Gelée royale in der Medizin und Kosmetik. Die beachtliche Substanz aus dem Bienenstock wurde in der Folge in Versuchen injiziert, eingerieben und oral gegeben. Das alles aber war nur möglich, weil der Ackerbau-Ingenieur Alain Caillas aus Orléans, Ehrenpräsident der Bienenzüchter Frankreichs, als erster nach jahrelanger Forschung und praktischer Arbeit am Bienenstock einen Weg fand, wie man den Weiselsaft aus dem Stock holt. Er gewann eine weiße, flüssige Masse, die einen scharfen, sauren Geschmack aufwies und die durch die Einwirkung von Sauerstoff an der Luft dunkel und hart wurde.

Es ist eine sehr mühsame Arbeit. Von einem einzigen Bienenvolk kann man im Durchschnitt nicht mehr als 300 Gramm Weiselsaft gewinnen. Wenn die Bienenlarven 3 Tage alt sind, holt man aus den Wabenzellen den Futterbrei heraus. Oder man schafft spezielle Rahmen mit Waben, welche die Pflegebienen anlocken und zu vermehrter Weiselsaft-Produktion anregen.

Der Imker bewahrt das Bienenköniginnen-Hormon vorerst im Kühlschrank in einem dunklen Fläschchen auf. In medizinischen Betrieben wird es durch Gefriertrocknung weiter verarbeitet.

Und so wirkt Gelée royale

Aus internationalen Studien weiß man heute, daß Gelée royale dem menschlichen Organismus vielfachen Nutzen bringt:

◐ Die Frühjahrsmüdigkeit wird schneller besiegt.

◑ Vergeßlichkeit und Konzentrationsschwäche werden bekämpft.

◐ Die allgemeine Körperkonstitution verbessert sich.

◑ Schwächeanfälle sind schnell behoben.

◐ Patienten nach Operationen und schwerer Krankheit erholen sich rasch wieder.

◑ Die natürliche Abwehrkraft wird mobilisiert.

◐ Depressionen verschwinden. Lebensfreude zeigt sich wieder.

◑ Nervöse Störungen, Lärmempfindlichkeit und Streßsituationen lassen sich rasch wieder in den Griff bekommen.

◐ Man kann Höchstleistungen erzielen, was bei vielen Sportlern nachgewiesen werden konnte.

◑ Potenz und Liebesfähigkeit steigern sich.

◐ Haare und Haut werden schöner und attraktiver, eine Tatsache, welche die Kosmetik seit Jahren nützt.

Praktische Anwendung von Gelée royale

Es gibt viele Möglichkeiten, sich mit Gelée royale zu versorgen:

◑ Sie besorgen sich in Apotheken und Drogerien für die kosmetische Pflege der Haut Cremes und Salben mit Gelée royale.

◐ Sie holen sich von einem Imker, den Sie gut kennen, hin und wieder etwas Gelée royale und kauen es.

◑ Sie besorgen sich in der Apotheke spezielle Weiselsaft-Trinkampullen. Dann trinken Sie 24 Tage lang jeden Morgen auf nüchternen Magen den Inhalt einer Ampulle. So führen Sie eine Kur zur allgemeinen Verbesserung Ihrer Gesundheit durch.

Nach einem jahrelangen, eher übertriebenen Trend zum Gelée royale hat man sich in medizinischen und biochemischen Fachkreisen darauf eingestellt, daß man den Weiselsaft nicht pur einsetzt, sondern vielmehr in sinnvoller Kombination. In dieser Richtung haben die beiden Österreicher Paul Urban und Dipl.-Ing. Gerhard Emrich von der internationalen Melbrosin-Forschung in Wien große Verdienste erworben und eine Reihe von wertvollen Untersuchungen in Ost und West angeregt. Seither weiß man, daß es eine optimale Anwendung von Gelée royale gibt: nämlich in der harmonischen Kombination mit Bienenblütenpollen. Bienenblütenpollen allein sind sehr wertvoll für die Gesundheit des Menschen, Gelée royale allein ebenso. Aber gemeinsam sind die beiden Substanzen aus dem Bienenstock – bekannt als Melbrosia – ein unübertroffenes Elixier mit vielen therapeutischen Möglichkeiten. In diesem Fall nimmt man Gelée royale in Pollenkapseln zu sich.

Urban und Emrich haben gemeinsam mit erfahrenen Wissenschaftlern in Jugoslawien herausgefunden, daß eine ganz bestimmte Mischung von Gelée royale und Bienenpollen speziell gegen Frauenbeschwerden und Wechselprobleme, aber auch gegen Potenzprobleme bei Männern eingesetzt werden können.

Die ideale Dosis von Gelée royale: Man nimmt 3 Monate lang jeden Tag 2 Kapseln Melbrosia-Bienenpollen mit Gelée royale und läßt den Inhalt langsam auf der Zunge zergehen. Die Dosierung von Gelée royale ist für Frauen und Männer verschieden: Daher gibt es in Apotheken für Männer Melbrosia exekutive und für Frauen Melbrosia, in beiden Fällen das Ergebnis von jahrelangen Forschungen mit dem Weiselsaft der Bienen.

Bienenpollen für neue Lebenskraft

Pollen sind eine pulverartige Substanz, die in den Staubbeuteln von blühenden Pflanzen gebildet werden. Der Pollen ist im Grunde genommen das männliche Geschlechtselement der Pflanzenblüte. Seine biologische Funktion ist die Befruchtung der Pflanze. Damit diese Funktion ausgeführt werden kann, ist es notwendig, daß das Pollenkorn vom Staubbeutel zur Fruchtknotennarbe übertragen wird. Diese Bestäubung erfolgt bei manchen Pflanzen durch den Wind. Man nennt sie Windblütler. Bei manchen – das sind die hochwertigeren – geschieht diese durch Insekten. Man spricht von Tierblütlern. Und eines der wichtigsten Tiere zur Bestäubung von Blüten ist die Biene. An ihrem pelzigen Kleid bleiben die klebrigen Pollen leicht hängen.

Nun erfüllt die Biene in der Natur eine wichtige doppelte Aufgabe: Sie bestäubt die Blüten mit Pollen, holt einen Teil davon aber in den Bienenstock, denn sie brauchen die Pollen als wertvolle Eiweißquelle zur Aufzucht ihrer Brut und zur Versorgung ihrer Drüsen, welche Futtersaft, Fermente und Wachs erzeugen.

Pollen aus der Natur sind bereits sehr wertvoll. Sie enthalten Vitamine, Mineralstoffe, Spurenelemente, Aminosäuren, Hormonstoffe und vieles andere. Doch die Biene macht diese kleinen, goldgelben Klümpchen erst zu einem Schatz für unsere Gesundheit. Nur so ist es möglich, daß ein Bienenvolk im Laufe eines Jahres bis zu 50 Kilo Pollen sammelt und damit 150 000 Bienen ernähren kann.

Wenn eine Biene Pollen sammelt, dann befeuchtet sie diese. Damit verändert sich sofort die biologische Zusammensetzung. Nach dem Eintreffen im Stock werden die Pollen von den Hinterbeinchen abgebürstet und in die Wabenzellen gebracht, wo sie von jungen Bienen übernommen und mit stoßenden Kopfbewegungen zu einer festen Masse gepreßt werden.

Ist eine Zelle voll, wird sie mit einer Schicht Honig überzogen. In der Wabe wird der Pollen fermentiert und somit leicht verdaulich und haltbar gemacht.

Und das sind dann die für uns so wertvollen Bienenblütenpollen.

Die Wikinger aßen Bienenpollen gegen Skorbut

Seit Jahrtausenden gelten die Bienenpollen als Heilmittel und Aufbaumittel für den menschlichen Organismus. Die Wikinger nahmen Waben mit Pollen auf ihren Schiffen mit, wenn sie weite Seereisen unternahmen. Das dürfte der Grund dafür sein, daß dieses Seefahrervolk so besonders gesund war und beispielsweise keinen Skorbut, eine typische Vitamin-C-Mangelerkrankung kannte. Auch bei sumerischen Ärzten im 3. Jahrtausend vor Christi Geburt wurden bereits Bienenpollen als Heilmittel gelobt. Der griechische Arzt Hippokrates verordnete Männern die Pollen, um ihnen sexuelle Kraft zurückzugeben, und den Frauen, um sie fröhlicher und liebesfähiger zu machen.

Alle Überlieferungen in Ehren: Heute gibt es zahlreiche, seriöse wissenschaftliche Untersuchungen, welche die enorme Bedeutung der Bienenpollen für unsere Gesundheit belegen. Es sind zum Teil Ergebnisse mit unglaublichen, faszinierenden Gutachten.

Es wird daher der Einsatz von Bienenpollen in der Naturheilmedizin noch mehr an Bedeutung gewinnen. Das könnte zu einem Problem werden, denn der Imker kann und darf nicht unbegrenzt die fermentierten Bienenpollen aus dem Stock holen. Er darf den Tieren jeweils nur 15 Prozent der gehorteten Pollen wegnehmen, da sonst die Existenz des gesamten Bienenvolkes gefährdet ist. Dadurch erklären sich auch die relativ hohen Preise für Bienenpollenprodukte.

Die wertvollen Inhaltsstoffe der Bienenpollen

Die Pollen aus dem Bienenstock werden entweder aus den Zellen geholt oder aus sogenannten Pollenfallen gewonnen. Speziell konstruierte Einfluglöcher bewirken, daß die an den Beinchen der Tiere haftenden Klümpchen abgestreift werden und in ein Kästchen fallen. Diese Pollenbeute muß sofort getrocknet werden, damit sie haltbar bleibt. Sie darf allerdings nicht über 40 Grad Celsius erhitzt werden, weil sonst die Inhaltsstoffe zerstört werden. Die getrockneten Bienenpollen können dann in verschlossenen Gefäßen bis zu einem Jahr aufbewahrt werden und behalten ihre Wirkung. Wer die Pollenklümpchen aus dem Bienenstock zu sich nimmt, muß diese gut kauen oder mahlen, da sie mit wachshaltigem Nektar überzogen sind. Wer Bienenpollen in der Apotheke oder Drogerie kauft, bekommt sie daher bereits feinst gemahlen und leicht verdaulich.

Pollen haben verschiedene Farben: von hellgelb bis gold oder dunkelbraun. Das hängt davon ab, in welcher Gegend und von welchen Blüten die Pollen von den Bienen gesammelt wurden.

Was macht nun die Bienenpollen im Detail so wertvoll für unsere Gesundheit?

In den letzten Jahren wurden Bienenpollen – man spricht auch von Bienenbrot oder Melbrosia – in verschiedenen Labors der Welt untersucht, darunter auch im größten Ernährungsforschungs-Institut der Welt, dem Linus-Pauling-Institut in Washington State, und zwar unter der Leitung von Prof. Dr. Jeffrey Bland. Untersuchungen liegen auch aus Wien vor von Dr. Werner Pfannhauser sowie von finnischen, schwedischen, norwegischen und jugoslawischen Instituten. Auch da wieder haben sich vor allem die österreichischen Pollenspezialisten Paul Urban und Gerhard Emrich engagiert, um die weltweite Forschung auf diesem Gebiet anzukurbeln.

Und so weiß man heute nach dem neuesten Stand der Wissenschaften, was in den Bienenpollen alles zu finden ist:

◐ wertvolle Aminosäuren, Bausteine der Eiweißstoffe, die der Körper nicht selbst herstellen kann, die ihm also ununterbrochen zugeführt werden müssen. Dazu gehören Arginin, Histidin, Isoleucin, Lysin, Methionin, Phenylalanain, Valin und Tryptophan, aber auch die seltene Buttersäure. Aufgrund der enormen Konzentration dieser Aminosäuren genügen 30 Gramm Pollen, um den täglichen Eiweißbedarf eines erwachsenen Menschen zu decken. Das ist ein Eßlöffel voll Bienenpollen am Tag.

◑ Pollen aus dem Bienenstock enthalten die Mineralstoffe und Spurenelemente Kalium, Kalzium, Magnesium, Kupfer, Phosphat, Eisen, Mangan, Zink, Kobalt, Jod, Schwefel, Silicium und Selen. Dabei ist ganz besonders zu beachten, daß nach neuesten Erkenntnissen Selen ein wesentlicher Bestandteil der Immunkraft und des Schutzes gegen Krebs und frühzeitiges Altern darstellt. Und daß Zink eine wichtige Substanz für den Aufbau der Liebeskraft ist. Man kann daraus schließen, daß täglich 2 Eßlöffel Bienenpollen die Potenz garantieren und daß 2 Eßlöffel Pollen den Selenbedarf eines gesunden Menschen decken. Den Tagesbedarf einer Frau an Eisen könnte nach diesen Berechnungen die Menge von 2 Eßlöffeln Pollen decken.

◐ Bienenbrot enthält außerdem die Vitamine A, D, E, B1, B2, B4, B5, B6, B12, Niacin, H, P und C.

◑ Bienenpollen liefern dem Organismus außerdem auch Wachstumsstoffe und:

◐ die Enzyme Cozymase, Diaphorase und Cytoxhromoxydase,

◑ Antibiotika,

◐ Hormone,

◑ die wertvolle ungesättigte Fettsäure Linolsäure, Linolensäure sowie Arachidonsäure,

◐ weiters Flavonoide zur Bildung von Zellfermenten.

Und so wirken Bienenpollen im Organismus

Melbrosia oder Bienenpollen stellen für unsere Gesundheit einen besonderen Wert dar. Voraussetzung ist die regelmäßige Einnahme, zumindest über einen längeren Zeitraum:

◑ Der britische Ernährungswissenschaftler Prof. Dr. Neil Lyall untersuchte zehn Jahre lang die Wirkung von Bienenpollen auf den menschlichen Organismus. Er entdeckte, daß die Pollen mithelfen, die Zellen im Körper schneller zu erneuern. Ältere Frauen, die an Gelenksentzündungen litten, fühlten sich nach kurzer Zeit jünger und beschwerdefrei. Sie konnten ihre Arme und Beine wieder ganz normal bewegen. Ältere Männer waren nach Wanderungen nicht mehr erschöpft und zeigten neue Aktivitäten, die man ihnen nicht mehr zugetraut hätte.

◐ Bienenpollen regen die Tätigkeit unserer Keimdrüsen an und verlängern deren Leistungsfähigkeit. Das ist ein jungerhaltender Effekt. Regelmäßige Einnahme von Bienenpollen bedeutet daher verbesserte Gesundheit, jugendliche Agilität, mehr lebenswerte Jahre und intensivere Sexualkraft.

◑ Untersuchungen von Prof. Dr. Joirisch von der Universität Moskau haben bewiesen, daß das regelmäßige Einnehmen von Bienenpollen Blutergüssen im Herzen, im Gehirn und in der Netzhaut vorbeugt.

◐ Ganz allgemein werden körperliche und geistige Leistungskraft gesteigert und verbessert.

◑ Ältere Menschen und schwache Jugendliche kommen wieder zu Kräften.

◐ Die Nerven werden gestärkt, depressive Stimmungen können bekämpft werden.

◑ Die Bildung von rotem Blutfarbstoff wird forciert.

◐ Die Sehkraft wird gestärkt.

◑ Einen ganz wesentlichen Einfluß üben die Bienenpollen auf die Darmtätigkeit aus. Außerdem wird die Leberfunktion unterstützt, so daß der Organismus wieder besser entgiften kann.

◐ Schwedische Forscher kamen dahinter, daß sich Bienenpollen auch heilsam auf Prostataprobleme auswirken, außerdem vorbeugend eingreifen können. Männer über 45 sollten regelmäßig Bienenpollen zu sich nehmen.

Bienenpollen gegen Pollenallergie

Es klingt paradox, aber es ist ein Phänomen, das schon vielen Pollen-Allergikern auf natürliche, einfache Weise geholfen hat: Wer im Januar, Februar und März regelmäßig Bienenpollen zu sich nimmt, der bleibt zumeist während der gefährlichen Blütezeit von allergischen Anfällen wie Schnupfen, Asthma und Hautausschlägen verschont. Es gibt darüber eine Reihe von amerikanischen und deutschen Patientenstudien. Die Sache ist auch relativ leicht erklärbar:

◑ Die Pollenallergien werden in erster Linie von Pollen aus sogenannten Windblütler-Pflanzen hervorgerufen. Es handelt sich dabei, vom biologischen Standpunkt aus gesehen, um weniger wertvolle Pollen.

◐ Die Tierblütler, die von den Bienen aufgesucht werden, haben weitaus wertvollere Inhaltsstoffe, die im Organismus des Menschen keine Allergie auslösen, sondern im Gegenteil Antikörper gegen derartige Allergien aufbauen können.

So kann man sich in der kalten Jahreszeit Kraft aufbauen, um stark gegen die umherfliegenden Pollen zu sein.

Bienenpollen gegen Wechseljahr-Beschwerden

Die Wechseljahre – in der Medizin »Klimakterium« genannt – sind ein entscheidender Einschnitt im Leben einer Frau. Sie leidet unter Minderung des positiven Lebensgefühls und hat eine Reihe von körperlichen Beschwerden. Zu diesen Beschwerden kommt es in erster Linie, weil die Hormonproduktion des Körpers zurückgeht, eingestellt wird und daher der gesamte Organismus hormonell umgestellt werden muß. Dazu kommt oft noch eine mangelnde Zufuhr des Mineralstoffes Kalzium sowie eine falsche Ernährung. Dann kommt es zu Mangelerscheinungen.

Frauen in den Wechseljahren leiden häufig an Hitzewallungen, Kopfschmerzen, Migräne, Schlaflosigkeit, Schweißausbrüchen, Depressionen, Hysterie, Erschöpfung, Rückenschmerzen, Gewichtszunahme, Muskelschmerzen in den Beinen, Launenhaftigkeit.

Viele Frauen werden mit Hormonen oder mit Medikamenten behandelt. Vielen bekommen diese Therapien nicht.

Der deutsche Frauenarzt Dr. Werner Salomon hat auf diesem Gebiet eine bahnbrechende Leistung vollbracht. Dem Hamburger Mediziner ist es zu danken, daß die Bienenpollen Millionen Frauen durch die Wechseljahre hilft. Dr. Salomon hatte über die wunderbare Kraft der Melbrosia-Pollen von einem Freund erfahren, dem Gynäkologen Prof. Dr. Osmanagic in Sarajevo. Dieser hatte in einem Doppelblindversuch Ergebnisse festgestellt, die aufhorchen ließen:

◑ Junge Mädchen hatten mit dem regelmäßigen Einnehmen der Bienenpollen keine Regelbeschwerden mehr.

◐ Frauen mit schweren Wechseljahrbeschwerden waren nach der Behandlung mit Bienenpollen bis zu 95 Prozent beschwerdefrei.

Das veranlaßte Dr. Werner Salomon, in Hamburg ebenfalls medizinische Testreihen zu starten. Es ergab sich, daß er eine Anzahl von Patientinnen hatte, die aus gesundheitlichen Gründen nicht mit Hormonen behandelt werden durften. Alle bisherigen Pflanzenpräparate hatten nicht geholfen.

Die erste Testreihe war gleich ein Erfolg. Es folgten weitere Untersuchungen. Insgesamt hat Dr. Salomon inzwischen Studien an rund 500 Frauen in den Wechseljahren abgeschlossen. Die Ergebnisse sind sensationell:

◑ Die Frauen waren zwischen 40 und 60 Jahren. Sie waren zu 60 Prozent berufstätig und fühlten sich am Arbeitsplatz nicht mehr den Anforderungen gewachsen.

◐ Jede Frau mußte 3 Monate lang täglich Melbrosia-Bienenpollen mit Gelée royale einnehmen, und zwar in den ersten 10 Tagen 3, dann 2 Kapseln.

◑ Die Untersuchungen erfolgten nach 10, 20 und 30 Tagen. Und so sahen die Ergebnisse aus:

◐ Schon nach den ersten 10 Tagen fühlten sich die Frauen wohler und konnten bereits besser schlafen.

◑ Nach weiteren 10 Tagen erklärte ein Drittel der Frauen, sie hätten keine Hitzewallungen mehr, kein Herzjagen und keine Konzentrationsschwäche. Die übrigen Patientinnen gaben an, daß es ihnen merklich bessergehe.

◐ Bei der dritten Untersuchung nach 30 Tagen Einnehmen von Melbrosia p. l. d. waren 82 Prozent der Frauen völlig beschwerdefrei. Alle typischen Leiden, die vorhanden waren, gab es nicht mehr.

◑ Bei nur 18 Prozent waren nicht alle Beschwerden beseitigt. Doch die vorhandenen gesundheitlichen Probleme waren auf ein erträgliches Maß reduziert.

Alle Patientinnen nahmen die Bienenpollen regelmäßig weiter. Dr. Werner Salomon meint dazu: »Die Frauen nehmen mit den Pollen eine geballte Ladung an Kraft zu sich, die sie seelisch und körperlich aufbaut. Verlorengegangene Vitalstoffe und Energieverluste werden ersetzt!«

Zusätzlich ergaben die Untersuchungen von Dr. Salomon:

◐ Das Blutbild der Frauen verbesserte sich deutlich.

◑ Das Allgemeinbefinden entwickelte sich zum Positiven.

◐ Die Frauen fühlten sich wieder selbstsicherer.

◑ Der gefürchteten Knochenentkalkung Osteoporose konnte vorgebeugt werden.

◐ Auch die typische Austrocknung der Schleimhäute konnte beseitigt werden.

◑ Schwindelanfälle verebbten.

◐ Depressionen vergingen vollkommen.

◑ Ähnliche Studien wie in Hamburg wurden in Norwegen, Schweden und Finnland mit nahezu identischen Ergebnissen abgeschlossen.

Praktische Anwendung von Bienenpollen

Bienenblütenpollen kann man in Apotheken, Drogerien und Reformläden kaufen. Will man die Kraft des fermentierten Pollen in Zusammenhang mit Gelée royale optimal für die Gesundheit nützen, dann sollte man zu der natürlichen Wirkstoffkombination Melbrosia aus der Apotheke greifen, um die ganze Kraft aus dem Bienenstock zu nützen.

Und so sieht eine Kur gegen Wechseljahrbeschwerden, Depressionen, Leistungsabfall, Migräne und Mineralstoffmangel aus:

◑ Nehmen Sie mindestens 3 Monate jeden Morgen auf nüchternen Magen den Inhalt von 2 bis 3 Kapseln Melbrosia aus der Apotheke auf einen Löffel. Nehmen Sie das gelbe Pulver aus dem Bienenstock in den Mund und lassen Sie es einige Minuten auf der Zunge zergehen, damit die Wirkstoffe von den Mundschleimhäuten rasch aufgenommen und in den Organismus weitergeliefert werden können.

◐ Sie können das Pulver aber auch in etwas Milch mischen oder in das tägliche Müsli geben.

Und so führt man eine Kur zur Stärkung der männlichen Potenz durch:

◑ Nehmen Sie ein Jahr lang jeden Morgen auf nüchternen Magen den Inhalt von 2 bis 3 Melbrosia-Bienenpollen-Kapseln aus der Apotheke, geben Sie den Inhalt auf einen Löffel und lassen Sie ihn minutenlang im Mund zergehen. Dann schlucken.

Pollenmaske für eine gesündere Haut

Mischen Sie 1 Tasse destilliertes Wasser aus der Apotheke oder Drogerie mit 1 EL Honig. Tauchen Sie eine Mullbinde ein, wringen Sie sie aus, und legen Sie damit Kompressen im Gesicht und am Hals an. Dadurch wird die Haut für die Pollenwirkstoffe aufnahmefähiger. Nun vermischen Sie in einer Schüssel 1 EL Melbrosia-Bienenpollen mit 3 EL Honig und etwas Nährcreme. Dann wird die Mischung auf das Gesicht aufgetragen und 10 Minuten einwirken lassen. Man kann sich zusätzlich auch noch 5 Minuten mit einer Infrarotlampe bestrahlen. Dann wird die Maske mit Honigwasser abgewaschen.

Bei regelmäßiger Anwendung wird die Haut frischer, sanfter und glatter. Das Hautgewebe wird entgiftet.

GESUNDHEIT

VON DEN HÜHNERN

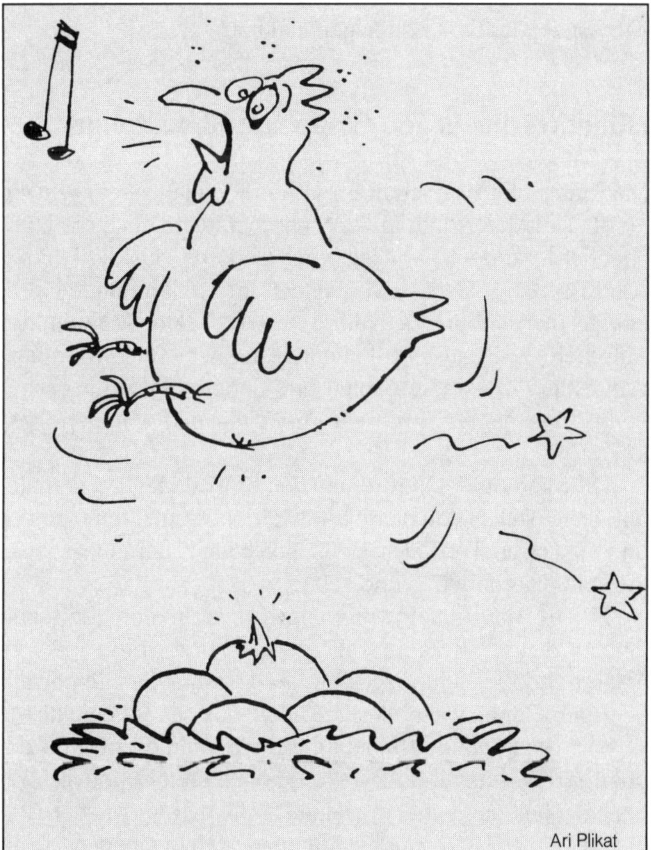

Hühner aus unserer täglichen Ernährung sind heutzutage einfach nicht mehr wegzudenken. Sie liefern besonders leicht verdauliches und sehr inhaltsreiches Fleisch. Was zum Beispiel nur wenige wissen, ist, daß beim Genuß von Hühnerfleisch auch das lebenswichtige Spurenelement Eisen in den Organismus eingebracht wird.

Die meisten essen Hühnerfleisch gerne und nehmen auch gerne Eier zu sich. Ob aber jemand dabei jemals an den Aspekt der Gesundheit gedacht hat?

Hühnerbrühe gegen Grippe und Erkältungen

Das Haushuhn war schon im frühen Mittelalter sehr wichtig für die Fleischversorgung der Menschen. Und auch die Hühnerfedern wurden – wie die Gänsefedern – für die Füllung von Kissen und Decken verwendet. Im 12. Jahrhundert aber erregte in Hamburg der jüdische Arzt Doktor Maimonides Aufsehen, weil er seine Patienten auf sehr ungewöhnliche Weise bei Grippe, Schnupfen und anderen Erkältungen kurierte. Man nannte ihn auch deswegen den »Suppen-Doktor«.

Dr. Maimonides verordnete den Kranken täglich den Genuß eines Tellers voll dampfender Hühnersuppe mit Gemüse und Fleischstücken. Der Mediziner hatte dazu ein genaues Rezept aufgeschrieben und gab es weiter.

Dieses Hausmittel wurde vor allem in den jüdischen Ghettos deutscher Städte weitergegeben und wurde über viele Jahrhunderte nicht vergessen. Man nannte die Hühnersuppe gegen Grippe später deshalb auch »jüdisches Penicillin«.

Mit zunehmender Bedeutung der Schulmedizin und der pharmazeutischen Industrie wurde die Hühnersuppe als Arznei belächelt und geriet in vielen Familien in Vergessenheit.

Im Winter 1988 aber begann man, sich in einer Studie an der weltberühmten Mayo-Klinik in Rochester, USA, wieder dafür zu interessieren. Das »jüdische Penicillin« wurde einem Patiententest unterzogen und faszinierte die Ärzte:

◐ Patienten mit starkem Schnupfen wurden durch den Genuß von heißer Hühnerbrühe schneller gesund als jene, die Medikamente bekamen.

◑ Gesunde, die in Gesellschaft von schwer Grippekranken waren, blieben mit Hilfe der Hühnersuppe gesund und wurden nicht von den Grippeviren angesteckt.

◐ Grippekranke überstanden die Erkrankung besser und waren danach nicht so erschöpft. Sie wurden ebenfalls schneller gesund als jene, die mit Medikamenten versorgt wurden.

Das abschließende Statement nach der Studie lautet an der Mayo-Klinik: »Gegen Erkältungskrankheiten das ganze Jahr hindurch gibt es nichts Besseres als eine Tasse dampfender Hühnerbrühe...!« Keine andere heiße Flüssigkeit erbrachte denselben Effekt.

Darum wirkt die Hühnerbrühe als Antibiotikum

Man fragt sich nun mit Recht: Wie wirkt die Hühnerbrühe? Welche Kräfte werden dabei mobilisiert? Die Antwort der amerikanischen Ärzte lautet:

◑ Die Hühnerbrühe wirkt nur dann, wenn sie ganz heiß und dampfend serviert wird.

◐ Sie muß Fleischstücke, Haut sowie frisches Gemüse, Kräuter und Teigwaren enthalten, am besten Vollwertteignudeln.

◑ Das Fett des Hühnerfleisches und der Haut gelangt gemeinsam mit den Mineralstoffen des Gemüses, der Kräuter und Gewürze in den menschlichen Organismus und aktiviert hier eine Reihe von Enzymen. Man vermutet, daß es genau 16 sind. Und diese Enzyme bringen eine Selbstheilreaktion gegen Bakterien und Viren in Schwung.

◐ Parallel dazu aber steigen die Dämpfe der Hühnerbrühe durch die Nase in die Atemwege. Dabei gelangen Duftstoffe des Hühnerfleisches und der Kräuter in den Organismus, welche die antivirale Arbeit unterstützen und die Immunlage des Körpers festigen. Gleichzeitig schwellen die Schleimhäute ab, und etwaiger Schleim löst sich.

Praktische Anwendung der Hühnersuppe

Wenn Sie daher erkältet sind, unter Schnupfen oder Grippe leiden, dann machen Sie einige Tage eine Hühnerbrühe-Kur mit »jüdischem Penicillin«:

◑ Bereiten Sie sich jeden Tag frische Hühnerbrühe.

◐ Essen Sie dreimal am Tag einen vollen Teller oder eine volle Tasse.

◑ Die Brühe muß kochend heiß serviert werden. Ehe Sie mit dem Essen beginnen, halten Sie einige Zeit das Gesicht über die Suppe und atmen die aufsteigenden Brühedämpfe ein. Das ist wichtig.

◐ Dann löffeln Sie die Suppe langsam und so heiß wie Sie sie vertragen.

◑ Die Kur mit Hühnerbrühe sollte mindestens 3 Tage dauern.

Das Angenehme daran: Sie wirkt nicht nur heilend und vorbeugend, sondern kräftigt auch den gesamten Organismus.

Hier das Rezept für das »Arzneimittel« Hühnersuppe:

Zutaten für 3 Personen:

750 g Suppenhuhn, 1½ l Wasser, 25 g Zwiebel, 1 Bund Suppengrün, ½ Bund Petersilie, etwas Salz und weißer Pfeffer.

Zubereitung: Das Hühnerfleisch mit der Haut wird unter fließendem Wasser kalt abgespült. Dann bringen Sie es in einem großen Topf mit dem Wasser zum Kochen. Die

Zwiebel wird geschält und in die Suppe gerieben. Den Topf zudecken und das Ganze 60 Minuten sanft kochen lassen. Dann erst das geputzte, gewaschene und in Stücke geschnittene Suppengemüse dazugeben. Noch einmal 60 Minuten kochen lassen. Etwaigen Schaum entfernen. Dann das Hühnerfleisch herausnehmen, die Suppe mit Salz und Pfeffer würzen und die frischgehackte Petersilie dazugeben. Beim Servieren gegarte Vollkornnudeln auf den Teller oder in eine Tasse geben, das Hühnerfleisch in kleinen Stücken dazugeben. Die Brühe darübergießen.

Ein Hühnerei für Sex und scharfes Denken

Seit jeher ist das Ei als Nahrungsmittel sehr geschätzt. Viele Speisen sind ohne Zugabe von Eiern nicht denkbar. Doch seit einigen Jahren haben viele von uns beim Verzehren oder Verwenden eines Eies in der Küche ein schlechtes Gewissen, mitunter sogar Angst. Denn jeder weiß, daß ein Ei Cholesterin enthält. Und zu hohe Cholesterinwerte im Organismus gefährden Herz und Kreislauf, können zu Herzinfarkt und Schlaganfall führen. Die zweifelsohne rühmenswerten Bemühungen internationaler Ärzte-Organisationen, Patienten dazu anzuhalten, regelmäßig ihre Cholesterinwerte kontrollieren zu lassen, haben allerdings auch dazu geführt, daß viele grundsätzlich panische Angst vor Cholesterin haben und damit auch vor dem cholesterinhaltigen Ei.

Da aber das Ei ein sehr wichtiger Faktor für die Ernährung ist, möchte ich es auch mit gutem Gewissen als Naturarznei aus dem Tierreich vorstellen und somit auch gleich eine objektive Lanze für das Cholesterin brechen.

Eines steht fest: Ein zu hoher Cholesterinspiegel ist gefährlich und muß systematisch durch eine Änderung der Ernährung, durch vermehrte Bewegung oder auch durch Medikamente bekämpft und gesenkt werden. Durch zahlreiche

Cholesterin-Aktionen aber könnte der Laie den Eindruck haben, daß jegliches Cholesterin schlecht für den Organismus ist. Und das stimmt nicht.

Dazu meint Dr. Hans Bräuer, Leiter des Instituts für klinische Biochemie und Pharmakologie in München: »Cholesterin ist für den menschlichen Organismus weder ein Zivilisations-Gift noch eine Fremdsubstanz, wie viele glauben. Das Ansehen von Cholesterin würde in unserer Gesellschaft bedeutend steigen, wenn auf breiter Ebene bekannt wäre, daß es ein unentbehrlicher Baustein unseres Lebens ist.«

◐ Cholesterin ist also lebensnotwendig und bereits in der Muttermilch reichlich vorhanden.

◑ Der Mensch produziert selbst etwa 1200 Milligramm täglich und speichert 200000 Milligramm.

◐ Der gesunde Mensch besitzt einen Rückkoppelungsmechanismus, der dafür sorgt, daß der Cholesterinstoffwechsel nicht außer Kontrolle gerät.

◑ Unser gesamtes Zellsystem braucht Cholesterin als funktionellen und strukturellen Bestandteil.

◐ Ohne ausreichenden Cholesterinspiegel gibt es keine Hormonbildung, keine männlichen und keine weiblichen Sexualhormone. Und ohne diese Hormone gibt es keine sexuelle Liebesfähigkeit und damit auch keine Fortpflanzung.

◑ Cholesterin bringt auch Vitamin D in den Organismus ein, welches für die Haut- und Knochenbildung unentbehrlich ist. Ein Baustein dieses Vitamins ist das Cholesterin.

◐ Cholesterin ist wichtig für die Kraft und den Aufbau des Nervengewebes. Allein das Gehirn jedes Menschen hat in den Nervenzellen und besonders auch in der sogenannten Myelinscheide der Nerven – das ist die Isolierungssubstanz – 40 Gramm Cholesterin. Ohne dieses Cholesterin würden unsere Nervenzellen nicht richtig funktionieren.

◑ Der gesamte Zellaufbau ist ohne Cholesterin nicht möglich. Die Nervenzellwand beispielsweise braucht Cholesterin.

◐ Die weißen Blutkörperchen mit ihrer wertvollen Abwehrarbeit könnten nicht erfolgreich arbeiten, wenn sie nicht genügend Cholesterin hätten.

◑ Es gibt internationale Untersuchungen, die darauf hinweisen, daß ein zu niedriger Cholesterinwert einen Zusammenhang mit höherer Krebsanfälligkeit haben könnte. In der sogenannten Nhanes-Studie wird darauf hingewiesen, daß das Krebsrisiko bei Männern mit sehr niedrigem Cholesterinspiegel doppelt so hoch liegt wie bei Männern mit normalem Cholesterinspiegel um 220 Milligramm.

Die wertvollen Inhaltsstoffe des Eies

Ernährungswissenschaftler betonen immer wieder: Das Ei zählt zu den wertvollsten natürlichen Nahrungsmitteln in der menschlichen Ernährung. Ganz besonders für den heranwachsenden Menschen.

Dr. Hans Bräuer erklärt das folgendemaßen: »Kinder haben überwiegend einen sehr niedrigen Cholesterinspiegel, solange sie wachsen, weil sie das Cholesterin für den Aufbau ihrer Zellen dringend benötigen. Und da sie meistens sehr rasch wachsen, brauchen sie mehr Cholesterin. Deswegen ist es gerade im Wachstumsalter wichtig, daß Kinder regelmäßig Eier essen. Gerade das Ei bietet optimal Nährstoffe an, die im übrigen auch für die geistige Entwicklung und daher für die Arbeit in der Schule wichtig sind.«

Das Ei ist ja – wie die Milch beim Säugetier – Aufbaunahrung für den Nachkommen. Aus ihm soll neues Leben entstehen.

Daher müssen die Inhaltsstoffe des Eies besonders hohe Qualität in höchster Konzentration aufweisen. Außerdem sind diese Nährstoffe leicht verdaulich.

Die Inhaltsstoffe des Eies können vom Menschen zu 95 Prozent genützt werden.

Und das sind die Inhaltsstoffe eines Eies:

◐ Es enthält Nahrungseiweiß von höchster biologischer Wertigkeit, die zum Teil noch jene der Milch übertrifft.

◑ Das Ei enthält an Mineralstoffen und Spurenelementen Natrium, Kalium, Kalzium, Magnesium, Chlor, Phosphor, Schwefel, Eisen, Mangan, Zink, Kupfer, Jod und Fluor.

◐ Es liefert dem Körper die Vitamine A, D, E, K, C und sämtliche Vitamine der Gruppe B.

◑ Das Ei enthält reichlich Lecithin, die wichtigste Nahrung für unser Gehirn, dazu aber eine Reihe von wichtigen ungesättigten Fettsäuren, die den Fettstoffhaushalt unter Kontrolle halten.

◐ Das Ei liefert 0,2 Gramm Cholesterin, wobei ganz deutlich gesagt werden muß, daß sich das Cholesterin ausschließlich im Eigelb befindet. Das Eiweiß ist frei von Cholesterin.

Die gesundheitliche Bedeutung des Eies

Aus den Inhaltsstoffen des Eies ergibt sich ganz deutlich die Bedeutung für unsere Gesundheit:

◑ Das Ei regt unsere Gehirnfunktionen an, ist daher eine ideale Nahrung auf dem Frühstückstisch, an dem man körperliche und geistige Kraft für den ganzen Tag aufbauen muß.

Dafür sind vor allem das Cholesterin, Phosphor, Schwefel, Kupfer und Lecithin verantwortlich.

◐ Das Ei hilft mit reichem Vitamin A die Sehkraft stärken.

◑ Es liefert dem Körper ein besonders wertvolles natürliches Vitamin E, das die Zelle vor Umweltgiften schützt und den Alterungsprozeß hinauszögert.

◐ Es hält die Sexualität in Schwung. Dafür sind das Cholesterin, das Lecithin und das Zink verantwortlich.

Praktische Anwendung des Eies

Grundsätzlich muß betont werden:

◑ Der gesunde Mensch kann bedenkenlos 1 Ei pro Tag verzehren, um sich mit lebenswichtigen Nährstoffen zu versorgen.

◐ Er sollte aber parallel ernsthafte Gefahren für ein Ansteigen des Cholesterinspiegels ausschalten: kein Nikotin, kein übermäßiger Alkohol, kein fettes Fleisch, keine fette Wurst, mehr Bewegung in der Freizeit, weniger Streß und Aufregungen.

◑ Die ideale Kombination in der gesunden Ernährung lautet: Ei und rohes Gemüse.

◐ Patienten mit einem zu hohen Cholesterinspiegel – etwa über 240 oder mehr – müssen den Eierkonsum selbstverständlich mit dem Arzt absprechen.

◑ Gesunde Kinder können unbedenklich 1 Ei oder 2 Eier pro Tag essen. Im Gegenteil: Wenn es sich um ein qualitativ hochstehendes deutsches Frischei handelt, ist dies ein wertvoller, sinnvoller Bestandteil der gesunden Ernährung.

◐ Vor einem übermäßigen Eier-Konsum, wie er etwa in manchen Familien zum Osterfest stattfindet, muß gewarnt werden.

Kraft- und Vitalcocktail mit Ei

Wenn Sie gegen Müdigkeit und Erschöpfung ankämpfen wollen, wenn Sie für Sex keine rechte Lust haben, wenn Sie sich geistig ausgelaugt fühlen, dann sollten Sie – wenn Sie gesund sind – hin und wieder folgenden Cocktail mixen und genießen:

Rezept für 2 Personen:

Gießen Sie in einen Krug ¼ Liter roten Traubensaft (Reformhaus). Rühren Sie 1 EL Traubenzucker oder Honig ein. Schlagen Sie 1 Eigelb dazu. Rühren Sie das Ganze fest um. Gießen Sie es in 2 Gläser. Jeder trinkt eines in langsamen, kleinen Schlucken aus.

Ei-Extrakt gegen zu hohes Cholesterin

Die bedeutendsten Wissenschaftler, die sich in den letzten Jahren mit dem gesundheitlichen Wert des Eies befaßt haben, sind in Japan. Allen voran forscht Prof. Dr. Mutsuo Yamaguchi an der Osaka-Universität. Er ist dahintergekommen, daß der bedeutende Gehalt des Eies an Lecithin die Kraft besitzt, einen zu hohen Cholesterinspiegel zu senken. Daß Lecithin Cholesterin senken kann, ist auch in Europa längst erwiesen.

Nun gewinnen die Japaner seit kurzem aus dem Eigelb legefrischer Eier hochwertiges Lecithin, das in Pulver- und Granulatform in Dosen auf den Markt kommt und für verschiedene Zwecke eingenommen wird: zum Senken des zu hohen Cholesterinspiegels, zur Stärkung von geistiger Konzentration, zur Bekämpfung von Nervenschwäche, zur Hebung der Liebeslust und Liebeskraft bei Frauen und Männern.

Es ist zu erwarten, daß dieses Ei-Lecithin-Extrakt in nächster Zeit auch in Europa hergestellt oder aus Japan importiert wird. Derzeit ist es bei uns nur möglich, Lecithin aus der Sojabohne zu konsumieren, und zwar in Extraktform; für eine bessere geistige Konzentration, für stärkere Nerven und um einen zu hohen Cholesterinspiegel zu senken. Es handelt sich dabei um ein Lecithin-Granulat mit 40 Prozent Cholin aus dem Reformhaus.

GESUNDHEIT

VON DEN KANINCHEN

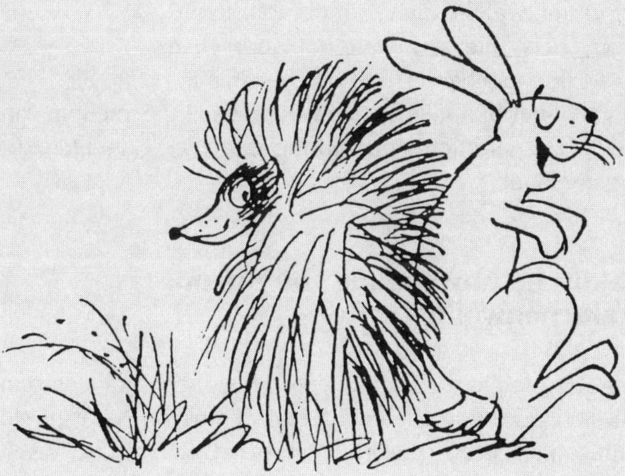

Lo Linkert

Kaninchenwolle gegen Rheuma

Mit dem ständigen Ansteigen der Volksseuche Rheuma hat auch ein ganz bestimmter Textilzweig an Bedeutung gewonnen: die Erzeugung von Unterwäsche aus Kaninchenwolle, insbesondere aus der Wolle von gezüchteten Angora-Kaninchen.

Diese Wolle, die teilweise mit Baumwolle verarbeitet, teilweise aber auch ungemischt verwendet wird, hat sehr viele Vorteile:

◑ Sie ist besonders leicht.

◐ Sie hat ein großes Volumen.

◑ Zwischen den einzelnen Kaninchenhaaren entstehen Luftpolster, welche die Wärme stabilisieren.

◐ Die Wolle ist überaus hautverträglich.

◑ Sie saugt hervorragend Schweiß auf.

◐ Elektrobiologische Schwingungen, die meßbar sind, fördern auf natürliche, unaufdringliche Weise die Durchblutung der Haut.

Praktische Anwendung von Angora-Kaninchenwolle

Wenn Sie leicht zu Erkältungen neigen, sehr kälteempfindlich sind oder von rheumatischen Schmerzen geplagt sind, dann sollten Sie versuchen, ob Ihnen Unterwäsche aus Angora-Kaninchenwolle guttut:

Dies gilt vor allem, wenn Sie sich im Winter oft im Freien aufhalten oder wenn Sie beim Wintersport besonders geschützt sein wollen.

Fragen Sie einfach in medizinischen Spezialgeschäften nach dieser Art von Unterwäsche. Sie sollten aber vorsichtshalber zuerst ein Stück ausprobieren, ehe Sie sich damit großzügig einkleiden.

Kaninchenhaare für die Immunkraft

Viele von uns gehen, wenn es draußen kühl oder kalt ist, ohne Kopfbedeckung ins Freie. Sie wissen meist gar nicht, wie sehr sie damit Ihrem Organismus im allgemeinen schaden können. Das geht aus jüngsten Untersuchungen im Forschungszentrum der US-Armee hervor. Man weiß, daß die Kopfregion eines erwachsenen Menschen sehr mangelhaft mit Nervenpunkten für die Wahrnehmung von kalt und warm ausgestattet ist. Das ist sonst nur bei Lebewesen der Fall, die in tropischem und subtropischem Klima leben. Der Grund dafür liegt wohl in der stammesgeschichtlichen Vergangenheit des Menschen: Unsere Vorfahren dürften in tropischem und subtropischem Klima gelebt haben. Darum frieren wir im Winter und fühlen uns im Sommer um so vieles wohler.

Die mangelhaften Nervenpunkte am Kopf konnten in exakten Messungen festgestellt werden. Daraus aber ergeben sich wertvolle Erkenntnisse, die für unsere Gesundheit sehr wesentlich sind:

◑ Obgleich die Oberfläche des Kopfes lediglich rund 7 Prozent der Gesamtoberfläche des Körpers ausmacht, ist hier die gefährlichste Stelle für unsere Immunkraft.

◐ Die Kopfhaut ist nämlich ein bedenkliches »Wärme-Leck« des gesamten Körpers.

◑ Allein bei normaler Zimmertemperatur verliert unser Körper über die Kopfhaut ständig 25 Prozent seiner Wärmeenergie, die zur Erhaltung unserer Gesundheit ständig nachproduziert werden muß.

◐ Sinkt die Außentemperatur auf 15 Grad Celsius, so verliert der Organismus, wie die Messungen der amerikanischen Forscher ergaben, allein über den Kopf fast 50 Prozent der gesamten Wärmeproduktion des Körpers.

◑ Geht man nun ohne Kopfbedeckung im Winter ins Freie, dann verliert der Körper über den Kopf mehr Wärme, als er erzeugen kann. Der Kopf holt sich nämlich, um das Gehirn gleichmäßig bei Temperatur zu erhalten, aus dem übrigen Körper die Wärme. Kann sie nicht nachgeliefert werden, kommt es zu einem gefährlichen Wärmedefizit. Das erste Anzeichen ist Unwohlsein, Verkrampfung, Nachlassen der Leistungsfähigkeit und eine Schwächung der Widerstandskraft: Das Immunsystem ist deutlich geschwächt. Man zieht sich leichter eine Erkältungskrankheit oder eine andere Infektionskrankheit zu.

◐ Ganz deutlich kam bei den Untersuchungen zutage, daß das Wärmeleck am Kopf vor allem den Mann gefährdet. Frauen haben mehr Fett im Körpergewebe. Dieses gibt die Wärme langsamer ab. Außerdem haben Frauen meist dichteres Haar, welches den Wärmeverlust bremst.

Prof. Dr. Alan Burton, Leiter des Forschungszentrums Natick in Massachusetts, USA, warnt daher vor allem die Männer, in der kalten Jahreszeit ohne Kopfbedeckung ins Freie zu gehen. Untersuchungen haben zusätzlich ergeben, daß nicht jede Kopfbedeckung die Wärme besonders gut hält und damit das Wärmeleck bekämpft. Es sind vor allem die Haare von Kaninchen. Keine Angst, Sie brauchen sich jetzt nicht Kaninchenhaare auf den Kopf legen. Seit uralten Zeiten werden instinktiv Kaninchenhaare zur Erzeugung von Velour-Hüten verwendet.

Die gesundheitlichen Vorteile, die Kaninchenhaar-Hüte mit sich bringen:

◑ Sie sind besonders wetterfest, dabei aber atmungsaktiv.

◐ Sie sind federleicht und passen sich besonders schnell jeder Kopfform an.

◑ Kaninchenhaar schützt besonders vor Nässe, Staub, aber auch vor Sonne und Zugluft.

◐ Im Luftraum des Hutes bildet sich eine Glocke wohltemperierter Luft, welche die Oberfläche des Kopfes und das Gehirn gleichmäßig warm hält.

Praktische Anwendung von Kaninchenhaaren

Da eine Kopfbedeckung vorbeugend die Immunkraft im Winter stärkt und vor Erkältungskrankheiten schützt, sollten Sie in einschlägigen Hutfachgeschäften nach Hüten aus Velour oder aus Kaninchenhaaren fragen. Es handelt sich dabei um Hüte, deren Filz aus Kaninchenhaar hergestellt wurde.

Kaninchen retten menschliche Organe

Gegenüber den schulmedizinischen Behandlungen von Krankheiten und Organschwächen setzen sich immer mehr biologische Therapiekonzepte durch. Es ist heute tatsächlich möglich, daß man erschöpfte, überlastete, durch Umweltschadstoffe geschädigte und chronisch kranke Organe im menschlichen Körper erfolgreich behandeln, verjüngen und wieder aktivieren kann. Dies geschieht mit der sogenannten Serum-Therapie für alle wichtigen Organe. Als Zentrum dieser aufsehenerregenden Therapie in der Bundesrepublik gilt das Schwarzwald-Sanatorium Obertal.

Die Serum-Therapie wird – wenn man sie mit der seinerzeitigen umstrittenen Frischzellen-Therapie vergleicht – den heutigen strengen Anforderungen bei der Bekämpfung von Krankheiten in vollem Umfang gerecht. Bei der Serum-Therapie werden biologische Präparate ohne schädliche Nebenwirkung eingesetzt.

400 Jahre, nachdem der große Arzt und Naturheiler Paracelsus sich für eine Erneuerung der Medizin eingesetzt hatte und eine vermehrte Beachtung der körpereigenen Heil- und Abwehrkräfte gefordert hatte, suchten internationale Mediziner nach biologischen Präparaten, mit denen man funktionsuntüchtige Organe wieder auf »Vordermann« bringen könnte. Denn Krankheit ist ja nichts anderes als eine Funktionsminderung von Zellen und Organen bis hin zum Versagen.

Die Geschichte der Serum-Therapie

Bereits Prof. Virchow erkannte, daß man alles versuchen muß, um Zellen und Organe wiederherzustellen und zu kräftigen, um vorbeugend oder heilend in den Organismus einzugreifen.

Der Wegbereiter der Heilmethode mit speziellen Organseren war unter anderem der sowjetische Pathologe Alexander Bogomoletz. Seine ersten Forschungsresultate stammen aus dem Jahr 1925. Damals führte Bogomoletz die Arbeiten von Prof. Ilja Metschnikow fort und setzte Knochenmarkseren bei der Behandlung von Kriegsverletzungen ein.

In Deutschland war es der Serologe Prof. Dr. Walter Menk, dem 1955 der entscheidende Durchbruch gelang. Er entwickelte ein Kombinationsserum für mehrere Organe und begründete damit ein neues Therapieverfahren.

Die ersten praktischen Erfahrungen sammelte Dr. Fritz Wiedemann, der die Serum-Therapie zusammen mit anderen Verfahren in die klinische Anwendung einführte.

Und so funktioniert die Serum-Therapie

Wenn der Arzt in aufwendigen, genauen Untersuchungen festgestellt hat, daß eine Erkrankung auf die Ermüdung, die Inaktivität oder die Vergiftung eines ganz bestimmen Körperorgans zurückzuführen ist, dann hat er die Möglichkeit, dem Patienten ein ganz spezielles Serum zu verabreichen, welches genau das betroffene Organ anspricht. Es gibt bei dieser Therapie sozusagen für jedes menschliche Organ ein ganz spezifisches Organ-Serum: für das Herz ein Herz-Serum, für die Leber ein Leber-Serum, für die Lunge ein Lungen-Serum.

Über die aufbauende, immunstärkende Wirkung der Serum-Therapie gibt es heute gesicherte Ergebnisse, die auch durch Doppelblindstudien dokumentiert sind. Man kann mit der Serum-Therapie Risikofaktoren senken, Stoffwechselerkrankungen besiegen, Wirbelsäulenprobleme über die Knorpelsubstanz und die Gelenkskapseln lösen. In der Serum-Therapie gibt es spezielle Seren für die Gelenke, für die Haut, das Herz, das Gehirn, die Leber, die Lunge, die Nebenniere, die Nieren, die Bauchspeicheldrüse, Eierstöcke und die Prostata. In all diesen Organen kann das spezielle Serum eine Reihe von Impulsen setzen:

◐ Verschleißerscheinungen werden aufgefangen und behoben,

◑ hormonelle und andere Mangelerscheinungen werden in Ordnung gebracht,

◐ Vitalität und Aktivität werden zurückgegeben,

◑ die körpereigene Abwehrkraft wird wiederhergestellt.

Was haben die Kaninchen damit zu tun?

Die Präparate der Serum-Therapie enthalten weder Frischzellen noch Trockenzellen. Die Serumpräparate, die mit keiner Zelltherapie verglichen werden können, werden unter strengsten pharmazeutischen Voraussetzungen hergestellt und unter der Kontrolle des Paul-Ehrlich-Instituts, dem Bundesamt für Sera und Impfstoffe für das Bundesgesundheitsamt, weitergegeben.

Bei der Serum-Therapie werden spezielle Organ-Seren mit organspezifischen Antikörpern in kleinsten Injektionsmengen verabreicht. Diese Menge genügt, daß ein Organ wieder seine ursprüngliche Aktivität zurückerlangen kann.

Und diese Seren liefern Kaninchen.

Es handelt sich um solche, die unter optimalen Bedingungen, bei bester Pflege und Fütterung sowie mit Kontakt zur Natur aufgezogen und gehalten werden. Denn sie sollen gesund sein, sich wohl fühlen. Sie werden zusätzlich ständig veterinärmedizinisch überwacht. Nun erhält so ein Kaninchen eine Injektion aus einem bestimmten menschlichen Organ. Diese Injektion ruft vorübergehend im Kaninchen eine Immunreaktion hervor. Es werden Antikörper gebildet. Nach einiger Zeit wird dem Tier eine geringe Menge Blut abgenommen, und daraus wird dann das wertvolle Serum gewonnen. Die fertigen Seren werden unter strengsten sterilen Bedingungen in Ampullen abgefüllt, die 0,02 Milliliter in einer 0,35-Prozent-Lösung enthalten.

Das Serum baut in dem Organ neue Kraft auf, wehrt Krankheiten ab und stoppt verfrühte Alterungsprozesse.

Praktische Anwendung von Kaninchen-Seren

Die Serum-Therapie mit gezielten Organseren aus lebenden Kaninchen wird heute gegen folgende Gesundheitsprobleme angewandt: Allergien, Asthma, Dickdarmentzündung, Heufieber, chronische Ekzeme, Schuppenflechte, Akne, Funktionsstörungen des Herz-Kreislauf-Systems und anderer Organe, hormonelle Ausfallserscheinungen, Drüsenunterfunktion, Überfunktion von Eierstöcken und Schilddrüsen, Prostatavergrößerung, Gelenkserkrankungen wie Arthritis, Arthrosen und Bandscheibenbeschwerden, Wirbelsäulenbeschwerden, Schlaflosigkeit, nervliche und körperliche Erschöpfungszustände, Streßbelastung, Leistungsabfall, Konzentrationsschwierigkeiten, Wachstumsprobleme, Migräne, chronische Kopfschmerzen, Depressionen, Verdauungsstörungen.

Man kann eine Organserum-Therapie mitunter auch beim Hausarzt durchführen. Mediziner empfehlen aber, eine derartige Behandlung unter der Obhut eines erfahrenen Arztes im Rahmen einer Kur durchzuführen, weil da auch die entsprechende Ruhe für den Patienten garantiert wird.

Auskünfte über Serum-Therapie in der Bundesrepublik: Schwarzwald-Sanatorium Obertal, 7292 Baiersbronn-Obertal. Der Leiter der Klinik, Dr. med. K. Pflugbeil, hat seit 1974 über 25 000 Patienten mit Organseren behandelt.

GESUNDHEIT

VON DEN PFERDEN

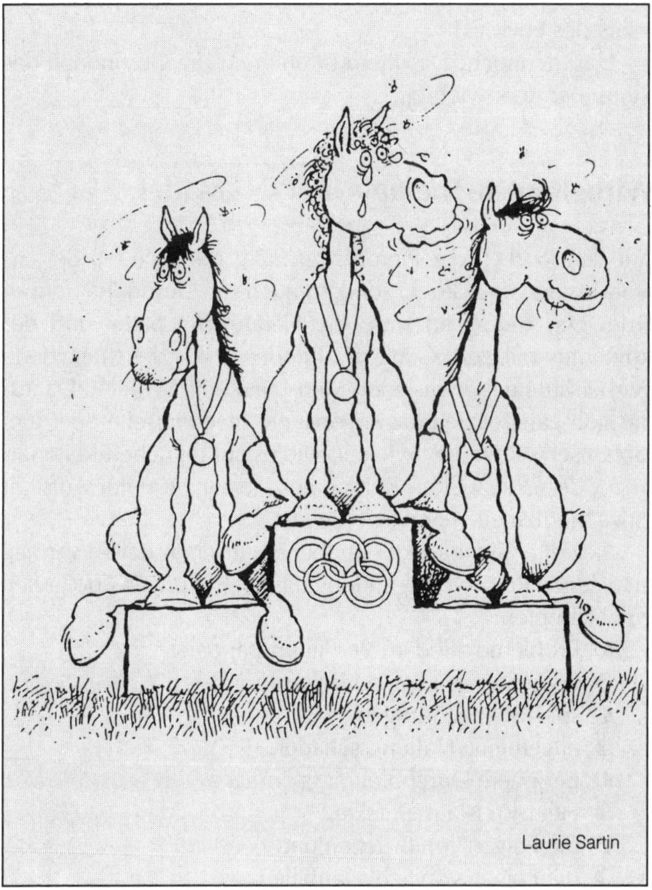

In früheren Zeiten war das Pferd für den Menschen in der Landwirtschaft eine wertvolle Arbeitskraft, im Reiseverkehr ein unersetzliches Fortbewegungsmittel und im Krieg ein treuer Kampfgefährte. Heute ist das Pferd in unseren Regionen in erster Linie ein Tier für die Freizeit des Menschen: Der Reitsport ist bei jung und alt sehr beliebt. Und in vielen Fremdenverkehrsregionen ist das Entdecken der Natur im Pferdewagen oder im Winter auf dem Pferdeschlitten ein reizvolles Erlebnis.

Und dennoch: Das Pferd ist auch für die Gesundheit des Menschen sehr wichtig.

Wirbelsäulen-Therapie im Pferdesattel

Auf den Rücken der Pferde liegt nicht nur, wie ein Sprichwort besagt, das Glück, sondern auch die Gesundheit dieser Erde. Das Reiten an sich, die Haltung im Sattel und der Rhythmus mit dem Gang des Pferdes ist für die strapazierte Wirbelsäule des zivilisierten Menschen eine Wohltat. Daraus hat sich ganz gezielt das sogenannte medizinische oder therapeutische Reiten entwickelt, wie es auf manchen Reiterfarmen oder in manchen Reitschulen – sehr oft unter Aufsicht eines Mediziners – praktiziert wird.

Gezielte Gymnastik beim therapeutischen Reiten vermag eine ganze Reihe von gesundheitlichen Störungen erfolgreich zu bekämpfen:

- Probleme mit dem Verdauungsapparat,
- Erkrankungen der Wirbelsäule,
- spastische Störungen,
- allgemeine Haltungsschäden,
- periphere Durchblutungsstörungen,
- Herz-Kreislauf-Defekte,
- die Folgen von Brüchen und
- die Folgen von Schlaganfällen.

Als Pionier auf dem Gebiet der therapeutischen Möglichkeiten hoch zu Roß gilt international der österreichische Internist Primarius Dr. Herbert Schraml mit seinen Reitkuren in der Klinik von Bad Aussee. Viele Ärzte und Reitlehrer arbeiten nach seinen Erfahrungen.

In vielen deutschen und österreichischen Fremdenverkehrsorten werden seit einigen Jahren Gesundheitsurlaube auf Reiterfarmen angeboten.

Praktische Anwendung des Gesundreitens

Fragen Sie in Ihrem nächsten Reitklub nach therapeutischen Möglichkeiten des Reitens. Oder erkundigen Sie sich danach bei Fremdenverkehrsämtern.

Pferdehaare für einen besseren Schlaf

Seit Jahrhunderten gilt das Schwanz- und Mähnenhaar des Pferdes als sehr wertvoll für das Füllen von besonders guten Matratzen.

Im Zuge der Bio-Welle und des Öko-Trends haben Mediziner entsprechende Untersuchungen durchgeführt. Man weiß daher, warum Pferdehaar – oder Roßhaar – in Matratzen so besonders gesund ist:

◐ Es bildet eine feste, aber hautfreundliche Liegeunterlage, wie sie die Wirbelsäule braucht.

◑ Roßhaar weist auch eine ganz bestimmte ideale Elastizität gegenüber dem menschlichen Körper auf.

◐ Es ist vor allem im Sommer eine ideale Unterlage, weil Roßhaar den Körper nicht aufheizt, sondern ihm angenehme Kühle spendet. Es ist daher seit einigen Jahren üblich, daß spezielle Gesundheitsmatratzen für den Sommer auf einer Seite mit einer Pferdehaarauflage und auf der anderen

Seite mit einer Schafwollauflage versehen sind. Diese Seite wird dann im Winter verwendet.

Vor allem Frauen und ältere Menschen mit starkem Nachtschweiß sollten Roßhaarmatratzen verwenden, weil sie dann weniger unter diesem Problem leiden.

Wer Schlafprobleme hat, kann in vielen Fällen auf Roßhaar wieder besser ein- und durchschlafen.

Praktische Anwendung von Pferdehaar

Erkundigen Sie sich im nächsten Öko-Laden oder in einem Matratzenfachgeschäft nach Schlafunterlagen mit Roßhaar oder Pferdehaar.

Stutenmilch für Leber, Verdauung und Haut

Für viele ist es eine ungewöhnliche Vorstellung: eine Stute zu melken und dann die Milch zu trinken. Wenn jemand obendrein einmal diese Milch gekostet hat, so wird er vielleicht überrascht fragen: Warum eigentlich? Denn Stutenmilch schmeckt nicht gerade köstlich. Das ist auch nicht das Wesentliche. Stutenmilch ist jedoch eine kostbare Naturarznei.

Viele Menschen, die von der schweren Chemotherapie zu natürlichen Heilmethoden geflüchtet sind, konnten gerade mit dem Einsatz von Stutenmilch von schweren Problemen des Magen- und Darmtraktes sowie von Leberleiden geheilt werden.

Stutenmilch gibt es für die medizinische Anwendung in drei verschiedenen Formen:

◑ Als naturbelassene Milch – auch »Equilac« genannt. Sie wird meist in tiefgekühltem Zustand direkt von der Pferdefarm oder vom Reformladen angeboten.

◐ Als vergorene, länger haltbare Milch – auch »Kumylac« genannt. Sie wird meist in Flaschen in den Handel gebracht.

◑ Als Milchkonzentrat – auch »Ravener Stutenmilch« genannt. Wird in Apotheken angeboten.

Das Trinken von Stutenmilch ist im Grunde genommen eine uralte Naturheilmethode. Für die Nomadenvölker im südöstlichen Teil Europas und Mittelasiens war Stutenmilch das »Getränk für Gesundheit und langes Leben«.

Doch auch in der Antike stand Stutenmilch hoch im Kurs. Der berühmte Reiseschriftsteller Herodot rühmte die Heilwirkung dieses Getränkes. Königinnen und Kaiserinnen badeten nicht nur in Esels-, sondern auch in Stutenmilch, um sich eine jugendliche, faltenfreie Haut zu erhalten. Der Filmstar Sophia Loren gibt es seit Jahren zu: Sie trinkt regelmäßig Stutenmilch.

Der russische Dichter Leo Tolstoi hat über seine Stutenmilch-Therapie gegen eine Reihe von Beschwerden Tagebuch geführt. Er machte eine Trinkkur mit vergorener Stutenmilch.

Rußland war immer führend auf dem Gebiet der Stutenmilch-Therapie. Die Stutenmilch gilt dort seit rund 130 Jahren als offiziell anerkanntes Naturheilmittel gegen Probleme der Verdauung und gegen Leberleiden. Den Grundstein dazu legte im Jahr 1858 der Arzt Dr. N. W. Postnikow. Er eröffnete in der Nähe von Samara die erste Stutenmilch-Heilstätte, weil er von der Heilwirkung der Stutenmilch überzeugt war. Postnikow schuf hier auch die ersten wissenschaftlichen Grundlagen und Untersuchungsergebnisse für die Stutenmilch-Therapie. Er fand dafür drei charakteristische Worte: Stutenmilch nährt, stärkt und regt an.

Heute arbeiten in der Sowjetunion über hundert Sanatorien ausschließlich mit Stutenmilch. Früher verwendete man wegen der besseren Haltbarkeit vorwiegend die vergorene Stutenmilch. Heute kann man aufgrund der Tiefkühltechnik auch die Vorteile der naturbelassenen, frischen Stutenmilch nutzen.

Den heutigen Siegeszug und den steigenden medizinischen Einsatz der Stutenmilch in den deutschsprachigen Ländern verdanken wir dem Arzt Dr. Rudolf Storch. Er wurde während des Zweiten Weltkrieges mit der Stutenmilch-Therapie vertraut. Er war in russischer Kriegsgefangenschaft und beobachtete die Erfolge von russischen Ärzten. Er war davon so sehr beeindruckt, daß er sich schwor: »Wenn ich jemals wieder lebend aus dem Lager komme, dann werde ich dieses Heilverfahren in Deutschland bekanntmachen!«

Im Jahr 1959 kehrte Dr. Rudolf Storch aus der Kriegsgefangenschaft heim und nahm sofort mit einer Haflingerstute die Milchproduktion auf. Er wählte diese Pferderasse, weil die Haflinger ebenso widerstandsfähig wie die russischen Panjepferde sind. Dr. Storch startete seine Pferdemilch-Produktion auf einem Bauernhof bei Ettenheim im Schwarzwald. Sein erster Großabnehmer war ein Lungensanatorium ganz in seiner Nähe. Die Fachärzte hatten damit derart beachtliche Erfolge, daß sich der Ruf der Stutenmilch-Therapie in Windeseile verbreitete. Dr. Storch vergrößerte seine Produktion und übersiedelte nunmehr mit fünf Stuten aus dem österreichischen Tirol in den Odenwald und schuf dort das Zentrum der deutschen Stutenmilch-Therapie. Heute wird die Produktion hier von seiner Tochter Gudrun und Schwiegersohn Hans Zollmann geführt. Von hier aus geht täglich wertvolle Stutenmilch in alle Welt. Man spricht heute darum auch vom »weißen Gold« aus dem Odenwald.

Die wertvollen Inhaltsstoffe der Stutenmilch

Stutenmilch ist eine dünnflüssige, fettarme sogenannte Albumin-Globulin-Milch. Sie ist unter den Milcharten aller Säugetiere der menschlichen Muttermilch am ähnlichsten:

◐ Durch den hohen Anteil an essentiellen Aminosäuren wie Tryptophan, Methionin, Lysin, aber auch durch den Anteil von ungesättigten Fettsäuren wie Linol-, Linolen- und Arachidonsäure, eine vierfach ungesättigte essentielle Fettsäure, ist die hohe biologische Wertigkeit erklärbar. Durch die genannten Inhaltsstoffe werden in erster Linie Herzmuskel, Muskelgewebe, Magen- und Darmschleimhaut, das zentrale Nervensystem und die hormonproduzierenden Drüsen positiv beeinflußt.

◑ Durch das Vorhandensein von Prostacylin werden die Gefäßwände gegen frühzeitige Arteriosklerose geschützt. Geschädigte Gefäßwände werden regeneriert.

◐ Stutenmilch ist auch eine sogenannte Bifidus-Milch. Sie enthält Wuchsstoffe und Impulse für das Bakterium Bifidum, welches für unseren Darm so wertvoll ist und den Verdauungsprozeß stärkt wie auch überhaupt positiv beeinflußt. Dadurch wir die Darmflora gepflegt. Die Funktion der Leber und der Bauchspeicheldrüse wird bei jung und alt verbessert oder im Falle einer Erkrankung regeneriert.

◑ In der Stutenmilch kann man über 40 bekannte Nähr- und Wertstoffe feststellen. Darunter befinden sich die lebenswichtigen Vitamine A, C, B 1, B 2, B 6, B 12 und E.

◐ Stutenmilch liefert dem Organismus aber auch die Mineralstoffe Kalzium, Magnesium und die Spurenelemente Phosphor, Kupfer, Mangan, Eisen und Selen.

◑ Stutenmilch enthält die Fermente Peroxydase, Diastase, Katalase und Lipase.

◐ Sie enthält den leicht verdaulichen Milchzucker, hochwertiges Eiweiß und die zellschützende Zitronensäure.

Alle diese Wirkstoffe sind aber nur dann garantiert und für die Gesundheit nutzbar, wenn die Stutenmilch von höchster kontrollierter Qualität ist:

◑ Die Stuten müssen bei bester Pflege und biologisch versorgten Wiesen aufwachsen und ständig medizinisch kontrolliert werden.

◐ Weder dem Futter noch der Wiese dürfen chemische Zusätze beigegeben werden.

◑ Die Milch muß nach dem Melken als naturbelassen bezeichnet werden können.

◐ Die Pferdeweiden müssen in freier Natur weit abseits von Industrieanlagen und stark befahrenen Autostraßen angelegt sein.

◑ Die Milch muß einer ständigen Qualitätskontrolle unterzogen werden.

◐ Die gemolkene Stutenmilch muß ständig bei minus 18 Grad Celsius aufbewahrt werden. Die Kühlkette darf nicht unterbrochen werden. Die Haltbarkeit in tiefgefrorenem Zustand beträgt 6 Monate.

Die speziellen Eigenschaften der vergorenen Stutenmilch

Wird die Stutenmilch zu Kumylac vergoren, dann weist sie zusätzliche medizinische Eigenschaften auf:

◑ Sie enthält wertvolle Hefestoffe, die dem Körper lebenswichtige Vitamin-B-Komplexe liefern.

◐ Sie enthält in großen Mengen Milchsäurebakterien, welche die Darmflora unterstützen.

◑ Sie ist auf natürliche Weise durch die Gärung mit erfrischender Kohlensäure und geringem Alkoholgehalt (unter 1 Prozent) angereichert.

Und so wirkt Stutenmilch

Wenn man internationale Forschungen zusammenfaßt, dann erfährt man, wie enorm heilsam die Stutenmilch in manch gestörtem und gefährdetem Organismus einzugreifen vermag:

◐ Der österreichische Arzt Dr. Karl Gartner weist in seinem international renommierten Alpenkurhotel und Sanatorium Gösing seit Jahren nach, daß Therapien mit Stutenmilch nicht nur einen gestörten Verdauungstrakt regulieren, sondern auch schwere Lebererkrankungen bis zur Fettleber positiv beeinflussen können.

◑ In einer Studie konnte Dr. Wilhelm Bauer, leitender Arzt am Krankenhaus Eberbach, nachweisen, daß man mit Stutenmilch bei Fettstoffwechselstörungen und chronischen Lebererkrankungen erstaunliche Besserungen und auch Heilerfolge erzielen kann. Gerade auf dem Gebiet der Fettleber wurden erstaunliche Ergebnisse erzielt.

◐ Von ähnlichen Erfolgen berichtet der österreichische Arzt Dr. Gustav Skreiner aus Puch bei Weiz in der Steiermark, der seine Untersuchungen in Zusammenarbeit mit dem österreichischen Stutenmilch-Zentrum, dem Gestüt Franz Derler in Oberfeistritz durchführte. Er erzielte aber mit der Stutenmilch nicht nur hervorragende Heilerfolge bei Lebererkrankungen, sondern auch bei Immunschwäche, Magen- und Darmerkrankungen, bei Managerkrankheit (Streßfolgen), Krebsnachbehandlung sowie bei Alkoholentwöhnung.

◑ Man weiß heute, daß der regelmäßige Genuß von Stutenmilch sämtliche Stoffwechselvorgänge im Menschen positiv beeinflußt und daß damit dem Körper neue Kraftimpulse gegeben werden.

◐ In der Sowjetunion ist in Altenheimen deutlich zu erkennen, daß jene Frauen und Männer, die regelmäßig Stutenmilch trinken, jugendlicher und vitaler wirken.

◑ Das körpereigene Abwehrsystem wird nachweislich gestärkt.

◐ Es gibt Untersuchungen aus dem Jahr 1977, aus denen eindeutig hervorgeht, daß der regelmäßige Genuß von Stutenmilch bei Magen- und Darmgeschwüren einen hohen Heileffekt zeigt. Vor allem bei Patienten mit niedriger und geringer Magensekretproduktion oder mit zu starker Magensekretproduktion kommt es nach der Therapie wieder zu normalen Magensäurewerten. Selbstverständlich wurde zum Trinken der Stutenmilch eine spezielle Diät verordnet.

◑ Sehr gute Therapie-Erfolge werden auch bei der Nachbehandlung von Infarktgeschädigten und Lungenkranken erzielt.

Kaiserin Sissi verwendete Stutenmilch

Kaiserin Elisabeth von Österreich galt in ihrer Epoche als eine der schönsten Frauen der Welt. Sie ist als »schöne junge Kaiserin« zum Idealbild für Millionen geworden. Heute weiß man, daß sie sehr intensiv daran arbeitete, um jugendlich und gesund zu sein. Sie betrieb Sport in vielen Varianten, ernährte sich bewußt und trank Stutenmilch. Mehr noch: Sie setzte die Stutenmilch auch für ihre kosmetische Pflege ein, um ihre Haut auch äußerlich gesund zu halten.

Der Einsatz von Stutenmilch in der Schönheitspflege war bereits in der Antike verbreitet. Der international bekannte Biologe und Biochemiker Dr. Wolfgang Mahnert nennt die Stutenmilch in diesem Zusammenhang »Balsam für die Haut«. Durch den extrem hohen Gehalt an Vitaminen, Proteinen und Mineralstoffen werden die natürlichen Funktionen der Haut eminent unterstützt. In der modernen Kosmetik wird Stutenmilch gemeinsam mit Sojaöl, Mandelöl, Olivenöl und Avocadoöl verarbeitet.

Die Inhaltsstoffe der Stutenmilch geben der Menschenhaut in unserer umweltbelasteten Zeit natürliche Abwehrkraft, Schutz und bieten Regeneration nach Schädigungen. Der Vorteil: Die Stutenmilch ist für jeden Hauttyp geeignet.

Dazu wird heutzutage angeboten:

◐ Stutenmilch-Reinigungsmilch

◑ Stutenmilch-Haarshampoo,

◐ Stutenmilch-Tagescreme,
◑ Stutenmilch-Nachtcreme,
◐ Stutenmilch-Körpermilch,
◑ Stutenmilch-Kurbad für die Wanne.

Stutenmilch-Produkte für kosmetische Kuren bekommt man in Apotheken, Reformhäusern und Drogerien.

Praktische Anwendung von Stutenmilch

Stutenmilch ist nicht gerade billig. Das hat zwei Gründe: Sie enthält die erwähnten wertvollen Inhaltsstoffe und muß überdies sehr mühevoll gewonnen werden. Bei einem Melkvorgang kann man höchstens ¼ Liter Milch von der Stute gewinnen. Außerdem muß zwischen dem Tier und dem Melker ein persönliches Vertrauens- und Sympathieverhältnis vorhanden sein.

Eine Stutenmilch-Therapie – egal, ob in einem Kurhaus, unter ärztlicher Aufsicht oder zu Hause – sollte mindestens 30 Tage dauern. Ideal ist ein Zeitraum von 3 Monaten.

◐ Trinken Sie jeden Tag ¼ Liter Stutenmilch – langsam und in kleinen Schlucken.

◑ Wenn Sie die Stutenmilch tiefgekühlt kaufen, dann tauen Sie den Milchbeutel in warmem Wasser auf, das jedoch nicht über 40 Grad Celsius haben darf.

◐ Im Rahmen einer Kur sollte Stutenmilch immer zur selben Zeit und am besten vor und während der Mittagsmahlzeit oder abends getrunken werden.

◑ Nicht erschrecken: Es könnte sein, daß in den ersten 14 Tagen der Kur Durchfall eintritt. Das ist als positiv zu bewerten

◐ Ein wichtiger Hinweis für Diabetiker: ¼ Liter Stutenmilch sind 1¼ Broteinheiten.

Auskünfte für die Bundesrepublik: Deutsches Stutenmilchzentrum, Kurgestüt Hoher Odenwald, 6935 Waldbrunn-Mülben.

Auskünfte für Österreich: Stutenmilchzentrum Gestüt Franz Derler, 8184 Oberfeistritz.

GESUNDHEIT

VON DEN NERZEN

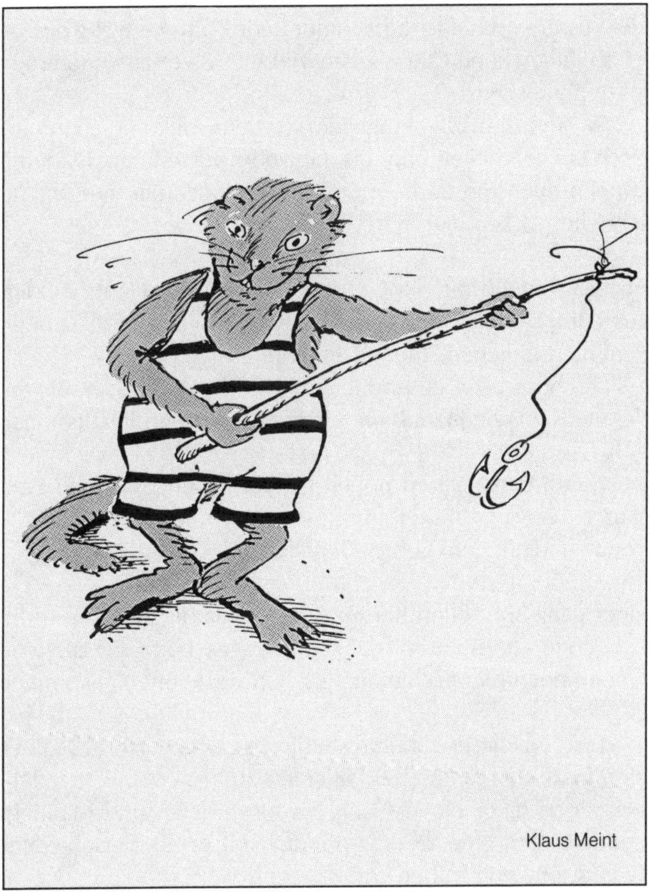

Im Bemühen, jugendliche Haut jung zu erhalten, vor zu früher Faltenbildung zu bewahren und vor schädigenden Umwelteinflüssen zu bewahren, kommt man mehr und mehr zu dem Schluß, daß tierische Öle mehr Erfolg als pflanzliche oder mineralische bringen. Das renommierte internationale Vienna med Institut hat darüber ausführliche Untersuchungen angestellt.

◑ Mineralische Öle neigen dazu, auf der Hautoberfläche zu verharren. Sie dringen nur bedingt ins Gewebe ein.

◐ Pflanzliche Öle werden viel intensiver aufgenommen als mineralische.

◑ Tierische Öle hingegen werden vollkommen biologisch aufgearbeitet und ins Gewebe aufgesaugt. Dadurch können auch die darin enthaltenen Inhaltsstoffe besser und schneller wirken.

An erster Stelle für die Gesunderhaltung der Haut hat sich aus dem Tierreich das Nerzöl erwiesen. Nerzöl ist nämlich dem menschlichen Hautfett am ähnlichsten.

Die besondere gesundheitliche Wirkung des Nerzöls auf die menschliche Haut baut auf zwei speziellen Inhaltsstoffen auf:

◐ auf dem extrem hohen Gehalt an ungesättigten Fettsäuren

◑ und auf dem hohen Gehalt an Glyceriden.

Einer ganz speziellen harmonischen Kombination dieser Inhaltsstoffe ist es zu verdanken, daß es beim Einsatz von Nerzöl noch niemals zu allergischen Reaktionen gekommen ist.

Tests in dieser Richtung laufen seit dem Jahr 1981. Es kam in all den Jahren bei Patienten zu keiner Unverträglichkeit, auch dann nicht, wenn bei den Frauen und Männern grundsätzlich eine Überempfindlchkeit gegen verschiedene Grundstoffe von Salben vorlag.

Und so wirkt Nerzöl

◐ Innerhalb einer Stunde dringt das Nerzöl in die unteren Hornschichten ein und verschwindet damit ganz von der Hautoberfläche. Damit ist eine optimale Tiefenwirkung garantiert.

◑ Fehlende Fettgehalte der Haut werden auf diese Weise ganz automatisch und natürlich bei trockener Haut ersetzt.

◐ Fette Haut wird nicht überbelastet.

◑ Das Nerzöl verhindert den Wasserverlust der Haut. Je größer der Wasserverlust, desto rauher und spröder die Haut selbst. Damit läßt die Elastizität nach, und Schadstoffe können leichter die Haut belasten. Nerzöl hilft, ein Maximum an Wasser zu speichern.

Die Gewinnung des Nerzöls

Nerze, welche für die Medizin und für die Kosmetik verwendet werden, müssen nicht für die Produktion von Nerzfett und -öl ihr Leben lassen. Es werden dazu die Felle von gezüchteten Pelztieren genützt. Ehe die Felle verarbeitet werden, wird das Unterhautfett abgeschabt. Das ist die Grundsubstanz.

Praktische Anwendung von Nerzöl

Sie können in Reformhäusern, Drogerien oder Parfümerien Nerzöl-Präparate für den Schutz und die Pflege der Haut kaufen:

◐ Es gibt Nerzöl pur, das von Hautärzten sehr oft hautsensiblen Patienten verordnet wird, vor allem, wenn die Betreffenden in Großstadtluft leben und vielen Schadstoffen ausgesetzt sind.

◑ Es gibt Nerzöl-Tagescremes als leicht kühlende Emulsion,

◐ Nerzöl-Fettcreme als Schutzcreme.

◑ Es gibt Nerzöl-Körper- und Massageöl zur Verbesserung des Bindegewebes und zur Aktivierung neuer Hautzellenbildung.

◐ Außerdem gibt es Nerzöl-Seifen,

◑ Nerzöl-Shampoo, Gesichtswasser, Reinigungsmilch, Dusch- und Schaumbäder.

VON DEN BLUTEGELN

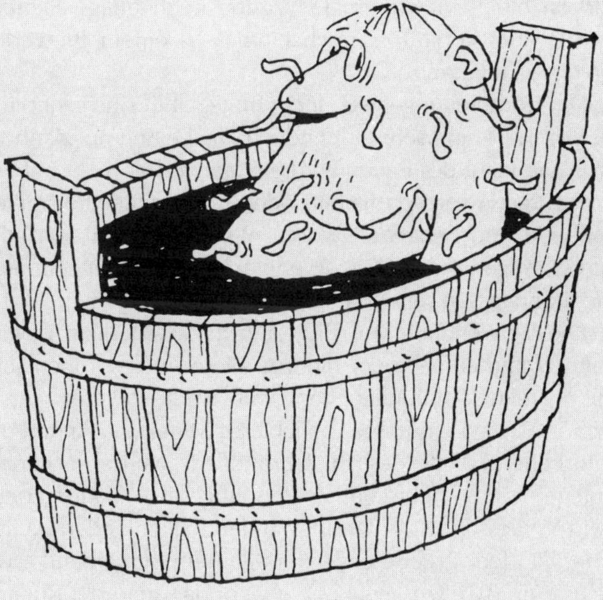

Ernst Hürlimann

Der Blutegel ist ein kleiner braunschwarzer Saugwurm mit ganz besonders erstaunlichen Eigenschaften, die man in der Medizin nutzen kann. Fünf bis sechs Blutegel können bei einem erwachsenen Menschen einen regelrechten Aderlaß erreichen. Diese Tiere schaffen es gemeinsam, dem menschlichen Körper an seiner bestimmten Stelle, an der sie angesetzt werden, etwa 300 Kubikzentimeter Blut zu entziehen.

Das funktioniert folgendermaßen: Sobald sich der Blutegel an der betreffenden Stelle festgebissen hat, vermag er fürs erste nur 10 bis 15 Gramm Blut zu ziehen. Doch er sondert an der Bißstelle eine gerinnungshemmende Substanz ab. Und so blutet die minimale Wunde noch einige Stunden nach. Dabei kommt es noch einmal zu einem Blutverlust von etwa 50 Gramm.

Die Vorbereitungen zu einem Blutegelbiß sind sehr wichtig: Die Tiere sind sehr empfindlich. Sie beißen nur dann zu, wenn die Haut des Patienten drei Tage vorher nicht mit Seife, mit irgendwelchen Salben oder gar Desinfektionsmitteln gesäubert und behandelt wurde. Blutegel lassen sich auch nicht zwingen zu bleiben. Wenn sie mit Blut sattgetrunken sind, dann lassen sie sich fallen.

Die Verwendung von Blutegeln in der Medizin ist eine uralte Naturheilmethode, die vor allem in der frühen indischen Heilbehandlung beliebt war. Im Mittelalter war es auch in Europa ein immer beliebteres Mittel von Ärzten und Naturheilern. Mitte des 19. Jahrhunderts wurden Millionen Blutegel von europäischen Ärzten eingesetzt. Dann gerieten sie in Vergessenheit. Allerdings in den Balkanländern, in östlichen Dörfern Österreichs – vor allem im Burgenland – war es bis zum Zweiten Weltkrieg üblich, daß man bei Rheuma und anderen Erkrankungen gar nicht lange den Arzt fragte, sondern mit nackten Beinen in flache Sümpfe stieg, um sich von Blutegeln in freier Natur beißen zu lassen.

Seit dem Zweiten Weltkrieg erfreut sich der Blutegel bei Medizinern wieder wachsender Beliebtheit. In Ungarn und

Jugoslawien werden Blutegel gezüchtet, und man bekommt sie heutzutage wieder in Apotheken zu kaufen. In Krankenhäusern, Naturheilpraxen, Sanatorien und Universitätskliniken werden regelmäßig Blutegel-Therapien durchgeführt.

So wirken die Blutegel für die Gesundheit

Eine Blutegelbehandlung ist im Grunde genommen ein kleiner »Aderlaß«. Ein sicheres und schnell wirkendes Naturverfahren. Die Blutegel beseitigen mit dem ausgesaugten Blut zuverlässig Venenstauungen. Das Speicheldrüsensekret Hirudin, das der Blutegel in die Bißwunde spritzt, wirkt nicht nur gerinnungshemmend, sondern auch entzündungshemmend und hat den Vorteil, daß es die natürlichen Eigenschaften des menschlichen Blutes nicht beeinflußt. Und für das rasche Wirken des Hirudins gibt es auch eine Erklärung: Der Blutegel liefert nämlich zusätzlich das Enzym Hyaluronidase, welches das Hirudin schneller im Blut in Umlauf bringt.

Bei einer Behandlung dürfen die Blutegel niemals direkt auf eine Ader gesetzt werden. Auch im Bereich der vorderen Schienbeinkante und im Bereich von alten, geschwürigen Stellen mit dunkler, bräunlicher Haut sollte die Therapie ebenfalls unterbleiben. Dort schließen sich nämlich erfahrungsgemäß die zurückbleibenden Wunden des Bisses sehr schlecht und heilen nur langsam zu. Ebenso dürfen Patienten, die gerinnungshemmende Medikamente einnehmen müssen, keine Blutegel-Behandlung durchführen.

Die nachweislich heilende Wirkung dieser Therapie ist heute durch moderne, wissenschaftliche Untersuchungen bewiesen:

◐ Die Blutegelbehandlung wirkt entzündungshemmend.
◑ Der Lymphstrom wird beschleunigt.
◐ Stauungen im Gewebe werden aufgelöst.
◑ Die Zellatmung wird verbessert.

◐ Das Blut wird flüssiger, was einer Blutgerinnungsgefahr vorbeugt. Damit wird die größte Gefahr von Venenstauungen aus der Welt geschafft.

Und dagegen setzt man heute Blutegel ein:

◑ Venenstauungen,
◐ Hämorrhoiden,
◑ Krampfadern,
◐ Gelenkschmerzen,
◑ Kopfschmerzen,
◐ Ohrensausen.

Für jede dieser Befindlichkeitsstörungen setzt der Arzt die Blutegel an einer anderen Körperstelle an.

Die Blutegel-Therapie erfordert Geduld

Wie bei den meisten Behandlungsmethoden in der Naturheilkunde braucht man auch Geduld. Bis so ein mittelgroßer Egel etwa 10 Gramm Blut abgesaugt hat, vergeht mitunter eine Stunde. Und die für die Behandlung wichtige Nachblutung kann mitunter bis zu 20 Stunden dauern. Und diese darf nicht unterbrochen werden.

Hinzu kommt noch sehr oft eine gewisse Abneigung des Patienten gegenüber dem Blutegel. Viele haben Angst vor dem Aufsetzen der Tiere. Und viele scheuen sich vor der Therapie, weil sie danach noch lange die winzigen Narben von den Egelbissen aufweisen.

Praktische Anwendung der Blutegel

Wenn sie sich einer Blutegelbehandlung unterziehen wollen, fragen Sie Ihren Arzt, oder erkundigen Sie sich bei Ihrem Apotheker, wo Sie den nächsten Mediziner finden, der solche Therapien durchführt.

Und dann sollten Sie einige Dinge wissen:

◑ Das Ansetzen der Blutegel ist nahezu schmerzfrei. Es ist wie ein zarter Stich von einer Nadel.

◐ Der Blutegel muß niemals gewaltsam von der Haut genommen werden. Er löst sich ganz von selbst. Spätestens nach einer Stunde. Dann ist er vollgesaugt und kann ein ganzes Jahr lang davon leben.

◑ Heutzutage werden Blutegel nur einmal verwendet, so daß via Egel keine Blut- und Krankheitsübertragung möglich ist.

◐ Wenn der Egel sich gelöst hat, dann ist die Nachblutung harmlos.

Eines ist wichtig: Man sollte eine Blutegel-Therapie niemals auf eigene Faust ohne medizinische Betreuung durchführen.

GESUNDHEIT

VON DEN MEERESTIEREN

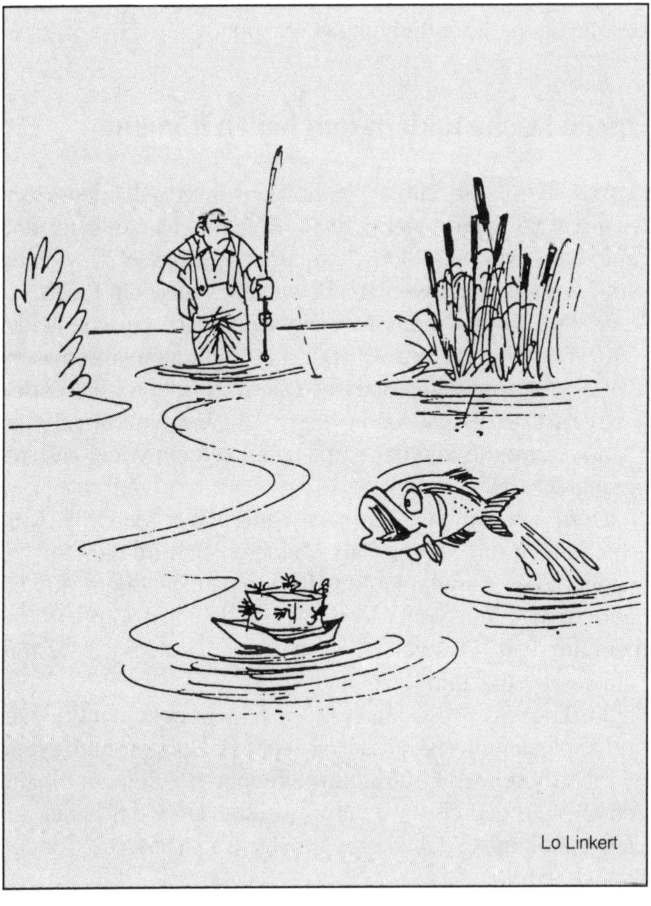

Fische waren zu allen Zeiten eine wichtige Nahrung für den Menschen. Für die Gesundheit hatten sie viele Jahrhunderte lang keine Bedeutung. Zumindest war sich der Mensch nicht bewußt, daß er mit dem Genuß von Fischen auch wesentlich zu seiner Gesundheit beitrug. Vom Beginn des 20. Jahrhunderts an befaßten sich Wissenschaftler in aller Welt grundsätzlich mit gesundheitlichen Aspekten von Meerestieren. Vor allem in Japan hat man in jüngster Zeit faszinierende Erkenntnisse in dieser Richtung gewonnen.

Fossile Fische lindern und heilen Rheuma

Das weltberühmte Tiroler Steinöl, das in verschiedener Anwendung so hervorragend gegen Rheuma, Muskelkater und zahlreiche Wirbelsäulenerkrankungen eingesetzt werden kann, stammt – was wenigen bewußt ist – aus dem Reich der Tiere. Das Tiroler Steinöl ist ein einmaliges Geschenk der Natur. Entstanden ist es vor rund 200 Millionen Jahren in einem abgelegenen Seitental des österreichischen Karwendelgebirges. Damals gab es in dieser Gegend eine ungeheure Naturkatastrophe, die der damaligen Welt ein völlig anderes Gesicht gab.

Dort, wo einmal Meer war, entstanden durch Erdverschiebungen die Alpen. Dabei bildeten sich im Gestein des angehobenen Karwendel-Massivs weitläufige Adern aus organischen Resten von Meeresfischen in allen Größen, gemeinsam mit Pflanzen, Faulschlamm, Kohlenwasserstoff, Schiefer, Mergel und Kalk.

Im Zuge von gewaltigen Erdverschiebungen, Einbrüchen und Explosionen sowie von Hitzeentwicklungen im Gestein wurden diese fossilen Reste im Erdinneren zu einem ölhaltigen Gestein gepreßt und verschweißt. Man weiß heute aus Untersuchungen, daß dieses fossilge Lager etwa 7 Tonnen beträgt.

Bereits im Mittelalter holten sich die Bergbauern in der Gegend rund um den Achensee in Tirol öliges Gestein aus dem Berg, schmolzen es zu Öl und bereiteten daraus heilsame Salben für Menschen und Tiere. Damals waren es aber nur Zufallsfunde. Im Jahr 1902 wurde das Ölschiefervorkommen im Bächental von Martin Albrecht entdeckt. Seither holt man sich die fossile Kostbarkeit aus dem Fels.

Der Ölstein wird im Tagbau abgebaut und in Schachtöfen ausgeschwelt. Durch die Erhitzung des Ölsteines entweicht das Öl in Gasform. Die Ölgase werden abgesaugt, in Kondensationstürme geführt, wo sie sich als Steinöl niederschlagen. Der im Ölstein vorkommende Fettstoff stammt nachweislich einzig und allein von Fischen und anderen Meerestieren aus urzeitlicher Vergangenheit.

Die medizinische Wirkung ist auf die Inhaltsstoffe der Tiere sowie auf den hohen gebundenen Schwefelgehalt zurückzuführen. Das Fossilöl hat eine deutlich höhere Schwefelkonzentration als die vorgeschriebene Minimum-Grenze von Schwefelheilquellen. Und Schwefel gehört in der Naturheilkunde zu der am längsten genützten Anwendung, speziell bei Badekuren.

Mit Recht sprechen die Tiroler daher vom »Schwarzen Gold«...

So wirkt das fossile Öl der Meerestiere

Am Institut für Physiologie und Balneologie an der Universität Innsbruck hat man sich unter der Leitung von Prof. Dr. Peter Deetjen jahrelang mit der Wirkung des fossilen Steinöls befaßt. Die Ergebnisse der Untersuchungen waren aus medizinischer Sicht sehr zufriedenstellend.

- Das Steinöl fördert die Durchblutung.
- Die Inhaltsstoffe dringen tief in das Gewebe ein.
- Es entsteht heilende Wärme, die lange anhält.

◑ Außerdem kann man dem Steinöl entzündungshemmende Eigenschaften nachweisen.

Es gibt eine ganze Reihe von gesundheitlichen Problemen, gegen die das fossile Öl von Meerestieren erfolgreich eingesetzt werden kann:

◐ chronisch-entzündliche und degenerative Gelenkserkrankungen, insbesondere im Verlauf von chronisch-rheumatischen Störungen,

◑ Wirbelsäulenbeschwerden und Wirbelsäulenschäden,

◐ Berufs- und Freizeitsportverletzungen,

◑ allgemeine Verschleißerscheinungen an den Gliedmaßen,

◐ periphere Kreislaufstörungen

◑ und verschiedene Hauterkrankungen.

Praktische Anwendung von Steinöl

Das Tiroler Steinöl kann man in Österreich, in der Bundesrepublik Deutschland und in der Schweiz in Apotheken und mitunter auch in Drogerien und Reformhäusern kaufen. Hauptsächlich wird es in Form von Bädern angewendet und dabei mit Massagen, Saunagängen, Bewegungs- und Atemübungen kombiniert.

Und so führt man das Fossil-Stein-Bad durch:

◐ Füllen Sie die Badewanne mit Wasser, das eine Temperatur von 37 Grad Clesius hat.

◑ Geben Sie 3 Eßlöffel Tiroler Steinöl dazu, gut umrühren.

◐ Baden Sie darin 20 Minuten.

◑ Dann ab ins Bett zum Nachschwitzen.

Dann gibt es die Steinöl-Salbe:

◐ Die Steinöl-Salbe wird entweder direkt auf die Haut aufgetragen oder sie wird mit einem Tuch als Verband verabreicht.

◑ Die Salbe setzt man gegen Rotlauf, Venenentzündung, Abszesse, Erfrierungen, Ausschläge, Gicht und Rheuma ein.

Es gibt aber auch noch Fossil-Steinöl-Fango:

◐ Die durch eine Metallfolie geschützte Kompresse wird in einem Wasserbad auf 40 Grad Celsius gebracht.

◑ Dann wird die Folie entfernt und die Kompresse mit der wasserdurchlässigen rauhen Vliesseite auf die betreffende Körperstelle gelegt.

◐ Zur Verhinderung von Wärmeverlusten legt man anschließend noch ein vorgewärmtes Tuch oder eine Wärmflasche darüber.

Überdies gibt es noch die Steinöl-Seife gegen unreine Haut und die Steinöl-Einreibung zur Unterstützung von Rheumabehandlungen.

Wichtig ist, daß man einige Tage nach der Behandlung mit fossilem Steinöl die Haut keiner intensiven Sonnen- oder UV-Lichtbestrahlung aussetzt.

Man kann übrigens eine Steinölkur gegen Rheuma unter Aufsicht eines fachkundigen Arztes auch in Achenkirch in Tirol durchführen.

Auskünfte über das fossile Steinöl von urzeitlichen Meerestieren erteilt: Fremdenverkehrsverband A-6215 Achenkirch/Tirol, Tiroler Steinöl Institut, A-6213 Pertisau am Achensee, oder Ihre Apotheke.

Haifischknorpel als menschliche Ersatzhaut

Amerikanische Hautärzte haben in den letzten Jahren eine hervorragende Möglichkeit geschaffen, wie man bei schweren Verbrennungen blitzschnell für den Betroffenen eine Ersatzhaut schaffen kann, die der menschlichen Haut ähnlich ist und welche die verbrannten Hautstellen vor Wärmeverlust schützen und vor Infektionen bewahren können.

Die Grundsubstanz für diese »Erste-Hilfe-Haut« stammt vom Hai. Und zwar werden die Haifischknorpel in einem speziellen Verfahren zu einer geleeartigen Masse verarbeitet und mit den Fasern von Rinderhaut zu einer neuen Substanz verändert.

Dieses widerstandsfähige Gelee wird im Zuge der Behandlung von schweren Verbrennungen aufgetragen, verbindet sich mit Teilen der vorhandenen gesunden Haut und bildet einen hervorragenden Schutz-Faktor. Es handelt sich dabei allerdings nur um eine vorübergehende Hilfe. Die biologische Fremdhaut vom Hai wird vom Körper des Patienten nur einige Zeit akzeptiert. Dann wird sie abgestoßen. Dann aber hat sich der Organismus so weit erholt, daß man eine Eigenhautverpflanzung vornehmen kann.

Praktische Anwendung von Haifischknorpel

In der Bundesrepublik wird das Verfahren von den Ärzten der Medizinischen Hochschule in Hannover angewandt.

Tintenfische als Vital-Tonikum

Wenn ein Tintenfisch in Gefahr gerät oder sich bedroht fühlt, dann gibt er einen blauen flüssigen Stoff ab, mit dem er sich im Gewässer einnebelt. Früher hat man dieser Substanz wenig Bedeutung beigemessen. Heute weiß man aus intensiven Untersuchungen des Arztes Dr. Markus Wiesenauer aus Stuttgart und des Mediziners Dr. Georg Wünstel aus Mainz, daß die »Tinte« des Tintenfisches ein wertvolles Vital-Tonikum für jung und alt ist:

◑ Die Flüssigkeit führt dem Organismus neue Energie zu, belebt und kräftigt ganz allgemein.

◐ Spezielle Sekrete regen Magen, Darm und Galle an, aber auch die Organe des kleinen Beckens.

◑ Es entstehen vermehrte positive Reizempfindungen.

◐ Man erholt sich nach Krankheiten schneller.

◑ Man ist seelisch-körperlichen Belastungen eher gewachsen.

◐ Man ist bei Ermüdung und Erschöpfung sehr rasch wieder fit.

◑ Nervöse Belastung kann schnell wieder weggezaubert werden.

◐ Die Flüssigkeit kann Hautausschläge heilend beeinflussen.

◑ Mehrfach konnten schon Fälle von hartnäckiger Verstopfung behoben werden.

Praktische Anwendung von Tintenfisch-Flüssigkeit

Fragen Sie in Ihrer Apotheke oder bei Ihrem Arzt nach Tintenfisch-Präparaten.

Austern geben neue Lebenskraft

Austern hatten zu allen Zeiten den Ruf, Gesundheit und Kraft zu spenden. Viele historische Persönlichkeiten waren genau aus diesem Grund eifrige Austern-Esser: Von Napoleon sagt man, daß er vor und während Kriegszügen regelmäßig Austern verzehrte. Beim Bau der Chinesischen Mauer wurden die Arbeiter angeblich überwiegend mit Austern bei Arbeitslust und Kraft gehalten. Shingen Takeda, der berühmteste japanische Feldherr aus dem 16. Jahrhundert, aß vor wichtigen Entscheidungen ausschließlich Austern. Und von Fürst Bismarck erzählt man sich, daß er zeitweise bis zu 170 Austern bei einer Mahlzeit gegessen haben soll, um fit und kräftig zu sein.

Heute gibt es umfangreiches Studienmaterial über die Bedeutung der Auster für unsere Gesundheit. Zentrum für diese Forschungen ist das Tokiwa Chemical Labor in Osaka. Ich habe im Frühjahr 1988 anläßlich einer ausgedehnten Studienreise durch Japan mit Wissenschaftlern des Instituts gesprochen. Weltweit der führende Austern-Forscher ist der Japaner Prof. Dr. Kuniyoshi Kisaki.

Schon in der Vergangenheit aß man Austern nicht nur, um einen Gaumengenuß zu haben:

◐ Man baute Austern nach schweren Erkrankungen in den Speiseplan ein, wenn man sich schwach fühlte.

◑ Man riet schwangeren Frauen, Austern zu essen, um nicht an Mangelerscheinungen zu leiden.

◐ Man gab Kindern Austern zu essen, wenn sie unter Nachtschweiß litten oder Sehschwierigkeiten hatten.

Die wertvollen Inhaltsstoffe der Auster

Heute weiß man, daß eine Reihe von besonders wertvollen und lebenswichtigen Inhaltsstoffen die guten Eigenschaften der Auster ausmachen. Sie sind zwar auch in anderen Naturprodukten enthalten, aber kaum woanders derart konzentriert und in dieser speziellen Verbindung vorhanden. Man weist nach:

◑ acht Aminosäuren,

◐ die Mineralstoffe Kalzium, Kalium und Magnesium,

◑ die Spurenelemente Selen, Kupfer, Phosphor und Zink,

◐ zahlreiche Enzyme und Hormonaufbaustoffe.

Seit über 1000 Jahren wird die Auster vor allem in China und Japan nicht nur als Nahrungsmittel, sondern auch als Naturheilmittel angesehen und verordnet. Man setzt die Auster ein:

◑ bei Nachtschweiß und übermäßigem Durst,

◐ bei Magenbeschwerden,

◑ zur Harmonisierung von Herz und Blutkreislauf,

◐ zum Entgiften des Körpers nach regelmäßigem starken Alkoholgenuß,

◑ zur Gesunderhaltung der Haut und zur gleichzeitigen Bekämpfung von Faltenbildung,

◐ zur allgemeinen Körperstärkung,

◑ für eine vermehrte Liebeskraft.

Die gezielte vielfältige Wirkung der Auster

Es läßt sich im menschlichen Organismus ganz gezielt die erfolgreiche Wirkung der Auster nachweisen:

◐ Die Qualität des Blutes wird verbessert.

◑ Die Arbeit der Leber bekommt neue Impulse. Dadurch kann sie wieder besser entgiften.

◐ Der gesamte Organismus wird etwaigen Feinden von außen gegenüber widerstandsfähiger.

◑ Austern regulieren den Blutdruck.

◐ Austern wirken sich positiv auf die Gallen- und Harnblase aus.

◑ Sie beseitigen vorübergehende Unpäßlichkeiten, die vor allem mit einer Überbelastung der Leber zusammenhängen.

◐ Wer vor einer Party einige Austern ißt, hat weniger Probleme mit dem Alkohol.

◑ Die Auster kann Frauen in den Wechseljahren aufbauen und ihnen helfen, mit etlichen Problemen rasch fertig zu werden.

◐ Austern verbessern Verdauungsprobleme.

◑ Sie glätten und verjüngen die Haut.

◐ Durch ihren reichen Gehalt an Selen und Zink fördern sie auch beachtlich die sexuelle Potenz.

◑ Austern können Konzentrationsschwierigkeiten bei Kindern und Senioren beheben.

Praktische Anwendung von Austern

Wichtig ist, daß Sie einen Laden Ihres Vertrauens finden, in dem Sie jederzeit *wirklich frische* Austern kaufen können. Nur ganz frische Austern haben auch eine positive Wirkung auf die Gesundheit.

Austern sollten niemals offen sein, ehe Sie sie öffnen wollen. Sie könnten verdorben sein. Und das kann zu gefährlichen Eiweißvergiftungen führen.

Die qualitativ besten Austern bekommt man von September an bis April. In den Sommermonaten verderben sie dagegen besonders leicht und schmecken darüber hinaus auch nicht so gut.

Fachleute können an den Schalen ablesen, ob Austern drei oder vier Jahre alt sind. Genau in diesem Alter müssen sie gegessen werden.

Wissen muß man außerdem, daß Austern mit einem Spezialöffner – Austernmesser genannt – aufgebrochen werden und daß der Eigensaft unbedingt konsumiert werden muß. Der Bart hingegen wird entfernt.

Am gesündesten ist die einfachste Art, Austern zuzubereiten. Hier das Rezept:

Zutaten für 1 Person:
10 Austern, ½ Zitrone, Eisstücke.

Zubereitung: Die Austern werden unter fließendem, kaltem Wasser sorgfältig abgebürstet. Kurz vor dem Servieren werden sie mit dem Messer aufgebrochen. Der Bart wird entfernt. Die Austern werden auf Eisstücken angerichtet und mit der Zitrone garniert. Man ißt dazu eine Schnitte Vollkorntoast mit Butter. Die Mahlzeit hat insgesamt 228 Kalorien.

Austern-Extrakt aus der Apotheke

In Japan wird seit einigen Jahren ein sogenanntes Austern-Extrakt hergestellt, das in Pulverform oder in Tablettenform in Apotheken angeboten wird. Unter strengen Laborbedingungen werden die frischen Austern gewaschen. Das Austernfleisch wird mit Wasser aus der Schale geholt und gefriergetrocknet, wobei alle wertvollen Inhaltsstoffe erhalten bleiben. Das Austern-Pulver wird dann noch mit Pflanzen- und Kräuterpulver sowie mit Pilzpulver aufgewertet. An der medizinischen Fakultät der Universität von Kitazato hat man unter der wissenschaftlichen Leitung von Prof. Dr. F. Kurihara herausgefunden, daß die Auster bei vielen Männern hervorragend als Potenzmittel wirkt. Viele Touristen bringen sich daher Austern-Extrakt aus Asien mit.

Muscheln inspirierten gegen Gift im Mund

Seit mehr als 100 Jahren wird in den Zahnarztpraxen Amalgam zum Restaurieren ausgebohrter Karieslöcher in den Backenzähnen verwendet. In den letzten zehn Jahren – und ganz besonders seit 1980 – ist dieses Amalgam im Zusammenhang mit der Gesundheit des Menschen arg ins Gerede gekommen. Wissenschaftler und Mediziner betonten immer wieder, daß Milliarden Menschen mehr als 100 Jahre lang Gift in den Mund eingelagert bekamen. Denn Amalgam enthält Quecksilber. Und die Amalgam-Füllung gibt nach Aussagen von internationalen Experten beständig Gift an den menschlichen Organismus ab.

In Schweden wurden die Körper von verstorbenen Zahnärzten untersucht. Obwohl sie selbst niemals Amalgam-Füllungen im Mund getragen hatten, wiesen sie allein durch den beruflichen äußerlichen Umgang mit Amalgam schwerste Quecksilber-Vergiftungen auf.

Berichte über die Gefährlichkeit von Amalgam haben sich in letzter Zeit gehäuft:

◐ In Arztpraxen konnte nachgewiesen werden, daß häufig Depressionen, Migräne, Herzrhythmusstörungen, Allergien, Hautausschläge, Rheuma, Gelenksbeschwerden und Konzentrationsstörungen durch Amalgam-Füllungen ausgelöst wurden.

◑ Untersuchungen und Messungen haben auch ergeben, daß durch verschiedene Amalgam-Füllungen negative elektrische Spannungen im Mund von Patienten auftraten.

◐ Die Tatsache, daß viele der genannten, aber auch viele unerklärliche und rätselhafte Leiden bei etlichen Patienten nach dem Entfernen von Amalgam-Füllungen verschwanden oder sich radikal besserten, zeigt zweifelsohne den negativen Einfluß des Quecksilbers auf die Gesundheit vieler Menschen.

◑ Im Jahr 1984 bestätigte die amerikanische Zahnarztvereinigung ADA, daß das Quecksilber aus den Amalgam-Füllungen zum Teil im Körper freigesetzt wird. Der amerikanische Arzt Prof. Dr. Egglestone in Los Angeles konnte dabei einen Zusammenhang von Quecksilber und deutlichen Störungen des Abwehrsystems im Körper nachweisen. Die Amalgam-Füllungen beeinträchtigen demnach das Auftreten und die Arbeit der T-Lymphozyten, auch Helferzellen genannt. Nach Entfernung der Amalgam-Füllungen nahm die Zahl der T-Lymphozyten um 55 Prozent zu.

◐ Aus amerikanischen Untersuchungen geht außerdem hervor, daß sich das Quecksilber der Amalgam-Füllungen auch im Gehirn ablagern kann.

◑ Bei schwangeren Frauen kann Quecksilber in den Fötus gelangen und Schäden am Kind hervorrufen. Daher wird in Schweden schwangeren Frauen eine Zahnbehandlung mit Amalgam abgeraten.

◐ Umweltschützer in Ost und West fordern ein Verbot von Amalgam-Zahnfüllungen, weil das Amalgam auch in den Abwässern und bei der Entsorgung eine schwere giftige Belastung darstellt.

All das hat schon seit langem den Ruf nach einer sinnvollen Alternative in der Zahlheilkunde laut werden lassen. Experten fragten: Womit sollen wir sonst die Zähne füllen?

Das weltweit bekannte britische Medizin-Unternehmen ICI hat in dieser Situation aus zwei Gründen führende Wissenschaftler mit dem Forschen nach der Entwicklung eines neuen Stoffes beauftragt:

◑ Nur wenige können sich heute Zahnfüllungen aus Gold oder aus Keramik leisten.

◐ Und gleichzeitig sollte eine Zahnfüllung geschaffen werden, die exakt zahnfarben und daher auch vom ästhetischen Standpunkt aus zu akzeptieren ist.

Die Kraft der Muscheln war Vorbild

Viele Jahre wurden Versuche unternommen, ehe man die ideale Lösung fand. Vorbild bei den Forschungen waren Meerestiere, und zwar die Muscheln. Man fand nämlich nicht nur, daß die Muschelschalen von beneidens- und bewundernswerter Konsistenz waren. Man nahm sich auch jene harte Masse vor, mit welcher sich Muscheln an Steinen und Hölzern unter Wasser festmachen.

Diese Substanz, die hier wirkt, wurde von Chemikern und Biologen als stickstoffhaltiges, der Cellulose verwandtes Polysacharid analysiert. Der Name: Chitin.

Dieses Chitin mit seinen vorbildlichen und faszinierenden Eigenschaften wurde Vorbild auf der Suche nach einer Alternative für das Amalgam im Mund.

So entstand das neue Kunstharz Occlusin, das heute von Fachleuten als Alternative für Amalgam begrüßt wird. Dieses Occlusin weist Supereigenschaften für den Patienten auf:

◑ Es ist vollkommen ungiftig und kann daher keinen gefährlichen Einfluß auf den Organismus nehmen.

◐ Es weist eine fantastische Haltbarkeit auf. In fünf Jahre langen klinischen Prüfungen erwies es sich den haltbarsten Amalgam-Füllungen gleichwertig.

◑ Es ist bildschön anzusehen, denn es ist zahnfarben. Es gibt also nicht mehr die silbrig-schwarzen Zahnfüllungen. Die neue Füllung ist praktisch unsichtbar. Tests haben ergeben, daß Frauen mit diesen Occlusin-Füllungen um gute fünf Jahre jünger aussehen.

◐ Die Occlusin-Füllung ist nicht teurer als Amalgam.

Nur der Praxisaufwand des Zahnarztes ist größer. Er braucht mehr Zeit.

Die Muscheln haben daher mit ihrem Chitin der Zahnheilkunde den richtigen Weg gewiesen: Das neue Kunstharz löst bereits Schritt um Schritt das Amalgam ab. Rund 3000 Zahnärzte in der Bundesrepublik sind begeistert von der Alternative und wenden sie bereits an.

Praktische Anwendung von Zahnkunstharz

Sprechen Sie Ihren Zahnarzt auf eine Occlusin-Füllung im Seitenzahnbereich an. Er kann Ihnen detaillierte Auskünfte geben und Sie beraten.

Fischöl gegen Herzinfarkt und Arteriosklerose

Jeder dritte Bewohner der Bundesrepublik stirbt an den Folgen einer frühen Herz-Kreislauf-Erkrankung. Die spektakulärste Bedrohung stellt dabei der Herzinfarkt dar, von dem auch immer mehr Frauen betroffen sind. In Österreich, in der Bundesrepublik und in der Schweiz werden seit einigen Jahren immer wieder Aktionen durchgeführt, damit der Cholesterinspiegel, die Arteriosklerose und die Herzinfarktgefahr gesenkt werden können.

Vorbild sind da dem Westen die Japaner. Man fragte sich, warum sie diese Probleme nicht haben. Und man vermutet, daß das Geheimnis in der Ernährung liegen könnte.

Zehn Jahre lang wurden die Bewohner der Chiba Prevectur in Japan in ihren Lebensgewohnheiten, und vor allem bei ihren Eßgewohnheiten, beobachtet. Dabei stieß man auf ein besonderes Detail: All jene Bewohner, die sich regelmäßig von relativ reichlich Fisch ernährten, waren viel gesünder, hatten keine Arteriosklerose, einen idealen Cholesterinspiegel, und die Herzinfarkt-Todesrate war verschwindend klein.

Ein ähnliches Ergebnis erbrachte die sogenannte »Sieben-Länder-Studie« aus Holland. Sie gibt ganz klar Auskunft über das Verhältnis zwischen Fischverzehr und Herzinfarkt. Die Studie wird seit 1960 in dem alten holländischen Industriestädtchen Zuften durchgeführt. Bisher nahmen daran insgesamt 1088 Männer im Alter von 41 bis 60 Jahren teil. 852 Männer waren frei von Zeichen einer koronaren Herzerkrankung.

Anhand des täglichen Fischkonsums wurden fünf Gruppen gebildet:

- eine Gruppe aß niemals Fisch,
- die zweite täglich bis zu 14 Gramm,
- die dritte 15 bis 29 Gramm,
- die vierte Gruppe aß 30 bis 44 Gramm,
- die fünfte Gruppe täglich 45 und mehr Gramm.

Es zeigte sich nun, daß der regelmäßige Genuß von Fisch sehr positiv für die Gesundheit der Betroffenen war, wobei Bluthochdruck, Zigarettenrauchen und ein grundsätzlich erhöhter Cholesterinspiegel als zusätzliche Risikofaktoren statistisch berücksichtigt wurden.

◑ Bei einem mittleren Fischkonsum von mehr als 30 Gramm pro Woche – das sind ein bis zwei Fischmahlzeiten pro Woche – lag die Todesrate um 50 Prozent niedriger als bei Personen, die keinen Fisch zu sich nahmen.

◐ Ähnliche Untersuchungen wurden auch in Dänemark mit Eskimos durchgeführt: Bei jenen, die regelmäßig Fisch verzehrten, waren Cholesterinspiegel und Triglyzeridspiegel normal.

Daraus ergibt sich eindeutig, daß ein hoher Fischkonsum die Gefahren von Gefäßerkrankungen stark reduziert.

Selbstverständlich wollten internationale Wissenschaftler ganz genau wissen, ob diese gesundheitlichen Vorteile bei jeder Fischart eintreten. Und da stellte sich im Rahmen einer japanischen Studie eindeutig heraus:

◑ Die wertvollsten Fische für unsere Gesundheit sind die Kaltwasser-Fische Hering, Lachs und Makrele.

◐ Sehr wichtig für unsere Ernährung sind aber auch Schwertfisch, Shrimps, Krabben, Schellfisch, Kabeljau, Dorsch und Thunfisch.

Was hat es nun gerade mit diesen Meerestieren auf sich? Warum sind gerade sie für unsere Gesundheit so wichtig?

In den genannten Fischen befinden sich in reichem Maße sogenannte Omega-3-Fettsäuren. Das ist eine Gruppe von hochwertigen, mehrfach ungesättigten Fettsäuren. Ihre beiden Hauptelemente sind Eicosapentaensäure – kurz EPA genannt – sowie die Docosahexaensäure – kurz DHA genannt. Und das sind die wesentlichen Aufgaben, die diese Omega-3-Fettsäuren in unserem Organismus erfüllen:

◑ Sie reduzieren das Gesamtcholesterin, ganz speziell aber die Werte des sogenannten »bösen« LDL-Cholesterins, das zum Risiko führt.

◐ Sie reduzieren die Triglyzeride-Werte im Blut.

◑ Sie helfen, tierische Fette, die der Körper aufnimmt, besser und risikoloser verarbeiten.

◐ Sie beeinflussen den Stoffwechsel positiv.

◑ Sie verhindern eine Anhäufung und Zusammenballung von Blutplättchen, die in der Folge zum Infarkt führen können.

◐ Sie beugen einer fortschreitenden Adernverkalkung vor.

◑ Sie setzen das Risiko in einem gewissen Maße herab, welches wir mit Rauchen, zu üppigem Essen, zuviel Alkohol und zuwenig Bewegung eingehen.

Man sieht: Die Omega-3-Fettsäuren übernehmen im menschlichen Organismus wesentliche Aufgaben. Sie regulieren eine Reihe von lebensnotwendigen Funktionen und beeinflussen deren Abläufe.

Dazu muß man wissen: Der Körper kann die Omega-3-Fettsäuren nicht selbst herstellen. Sie müssen also regelmäßig von außen zugeführt werden.

Dazu meint Prof. Dr. Tsutoshi Karube vom Sakana-Laboratorium für Fischöl-Forschung in Tokio: »Unsere Forschungsarbeiten haben für alle Menschen, die sich auf diese Weise schützen, ihr Leben verbessern und verlängern wollen, zwei entscheidende Möglichkeiten ergeben: Erstens ist es der regelmäßige Fischkonsum oder die regelmäßige Einnahme von Fischöl-Kapseln!«

Umfangreiche Untersuchungen mit Fischkonsum und Fischöl hat Privatdozent Dr. Bernhard Jakober von der Medizinischen Universitätsklinik in Tübingen durchgeführt und auf dem 24. Stuttgarter Kongreß für aktuelle Medizin vorgestellt. So berichtete er, daß bei Rheumatikern und Psoriatikern sowie bei Migräne-Patienten bei fischreicher Ernährung eine deutliche Verbesserung der Situation eintritt. Es kommt auch zu einer Senkung von erhöhtem Blutdruck. Auch die Nierenfunktion wird unter bestimmten Umständen verbessert.

Alternative Möglichkeiten für Fisch-Muffel

Ärzte heben lobend hervor, daß die Eskimos und die Japaner vorbildlich beim Fisch zulangen:

◐ Eskimos in Grönland essen im Durchschnitt täglich 400 Gramm Fisch. Das ist absolute Weltspitze.

◑ Japaner unmittelbar an der Küste verzehren pro Tag im Durchschnitt 250 Gramm Fisch, Japaner im Landesinneren pro Tag 100 Gramm Fisch.

◐ Zum Vergleich: In der Bundesrepublik Deutschland liegt laut Ernährungsbericht der Deutschen Gesellschaft für Ernährung pro Tag und Kopf der Fischverbrauch bei 14 Gramm, in den Niederlanden bei 40 Gramm.

Dieser niedrige Fischverbrauch in der Bundesrepublik ist zum Teil darauf zurückzuführen, daß in unseren Regionen das Fleisch vor dem Fisch an Beliebtheit rangiert, daß es bei uns ausgesprochene Fischmuffel gibt und daß obendrein im Jahr 1987 Meldungen über verwurmten Fisch vielen den Gusto nahm. Zusätzlich werden auch viele durch Meldungen über Schadstoffe im Meer vom Fischgenuß abgehalten.

Für all jene gibt es in Apotheken und Drogerien Fischöl-Kapseln. In diesem Zusammenhang ist interesssant, was die Wissenschaftler von den japanischen Sakana-Labors melden: Die Japaner haben ein Verfahren entwickelt, das sich Hochvakuum-Destillation ohne Erhitzen nennt. Die rund 100000 Tonnen Fischöl von Kaltwasser-Fischen, die im Jahr beim Fischfang gewonnen werden, werden speziell gereinigt und von sämtlichen Umweltgiften, Pestiziden und Schadstoffen befreit, so daß man mit den Kapseln im Endeffekt vollkommen sauberes Öl einnimmt. Übrigens werden aus 100 Gramm Fisch 15 Gramm hochwertiges Fischöl hergestellt.

Praktische Anwendung von Fischöl

Wenn Sie Fisch mögen, dann sollten Sie diesen im Interesse Ihrer Gesundheit vermehrt in den Speiseplan einbauen. Um die genannten therapeutischen Effekte zu erzielen, um Herzinfarkt, Arteriosklerose und zu hohem Cholesterin vorzubeugen, sollten Sie folgende Verzehrmengen einhalten:

◑ Essen Sie zweimal die Woche Fisch, jedesmal etwa 200 Gramm Hering, Lachs oder Makrele.

◐ Zusätzlich aber – erinnern Ärzte und Ernährungswissenschaftler – müssen Sie alle anderen Risikofaktoren senken: Rauchen aufgeben, nicht zuviel Alkohol trinken, den Genuß von tierischen Fetten einschränken, bei der fetten Wurst und beim fetten Käse sparen, zu großen Streß meiden, regelmäßig für Bewegung sorgen und Freizeitsport betreiben.

Wenn Sie aber keinen Fisch mögen und sich für die Einnahme der Fischöl-Kapseln entscheiden, dann sollten Sie sich an den Rat erfahrener Mediziner halten:

◑ Nehmen Sie über einen längeren Zeitraum als Kur täglich 5 Fischöl-Kapseln mit etwas Flüssigkeit ein.

◐ Aber auch parallel dazu müssen Sie sich verantwortungsvoll ernähren und dürfen sich nicht weiter anderen hohen Risiken aussetzen.

◑ In der Apotheke werden japanische Sakana-Fischöl-Kapseln angeboten, denen international das beste Zeugnis ausgestellt wird.

◐ In Drogerien, Drogerie- und Verbrauchermärkten gibt es die mit Vitamin E angereicherten EPA-MER-Fischöl-Kapseln, die aus den Knutinke-Laboratorien kommen.

◑ Lebertran, wie er seit dem Jahr 1771 als Volksmittel zur Appetitanregung angeboten wird, weist ebenfalls Omega-3-Fettsäuren auf, hat aber – laut Aussage mehrerer deutscher Wissenschaftler – mitunter für längere Kuren einen zu hohen Gehalt an Vitamin A, so daß es zu einer diesbezüglichen Vitamin-Überdosierung im Körper kommen kann. Daher ist Lebertran auch kein Arzneimittel, sondern ein diätetisches Lebensmittel. Im Zweifelsfall fragen Sie Ihren Arzt.

Meerestiere für homöopathische Tinkturen

In der Homöopathie werden mit kleinen und kleinsten Mengen eines Naturprodukts – mitunter sogar eines Giftes – im menschlichen Organismus krankheitsähnliche Zustände simuliert, damit der Körper natürliche, eigene Abwehrstoffe bildet und eine Selbstheilreaktion auslöst. Die Homöopathie verwendet für ihre Tinkturen:

◐ pflanzliche Substanzen,

◑ Inhaltsstoffe von Mineralstoffen und Spurenelementen,

◐ aber auch Substanzen von Tieren.

Und da spielen gerade Meerestiere eine bedeutende Rolle im Kampf gegen eine Reihe von Krankheiten und Befindlichkeitsstörungen.

Tintenfisch-Sekret bei Eisenmangel und Erschöpfung

Gegen Anämie, Erschöpfungszustände – vor allem auch in der Rekonvaleszenz –, gegen Eisenmangel, Müdigkeit, Herzbeschwerden, nervöse Erregungszustände und kleine Störungen im weißen Blutbild setzt die Homöopathie eine Kombination von Pflanzensäften, Spurenelementen, Pilzen und – dem Sekret vom Tintenfisch ein.

Praktische Anwendung von Tintenfisch

Die Tinktur vom Tintenfisch wird als »Infirmarius Ferrum Phosphoricum« in Tropfenform in der Apotheke angeboten.

◑ Man nimmt 4mal täglich 15 bis 20 Tropfen in etwas Wasser.

Lebertran vom Wal gegen Furunkel und Venenprobleme

Bei Verletzungen, entzündlichen Hautprozessen, Eiterungen, Ekzemen, Furunkeln, Hämatomen und Venenerkrankungen verordnen Ärzte sehr oft eine homöopathische Mischung aus Mineralstoffen, Kräuterextrakten und Lebertran.

Praktische Anwendung von Lebertran

Die homöopathische Tinktur aus der Apotheke trägt die Bezeichnung Hamamelis Compositum Infirmarius »Wundemulsion«.

◐ Man reibt 3mal täglich die betroffenen Stellen ein. Die Tinktur darf ausschließlich äußerlich angewendet werden.

Pottwal-Sekret gegen nervöse Herzbeschwerden

Zur unterstützenden Behandlung von nervösen Herzbeschwerden, aber auch von Nervosität als Folge von Überarbeitung und Streß verordnen Ärzte mitunter eine homöopathische Kombination aus Heilpflanzen, Zucker und Mineralstoffen mit dem Sekret vom Pottwal.

Praktische Anwendung von Pottwal-Sekret

Die homöopathische Tinktur wird in der Apotheke unter der Bezeichnung »Infirmarius Melocitanol« angeboten.

◑ Man nimmt 2mal am Tag je 1 Eßlöffel voll ein: mittags eine halbe Stunde nach dem Essen und abends vor dem Zubettgehen.

GESUNDHEIT

VON DEN KATZEN

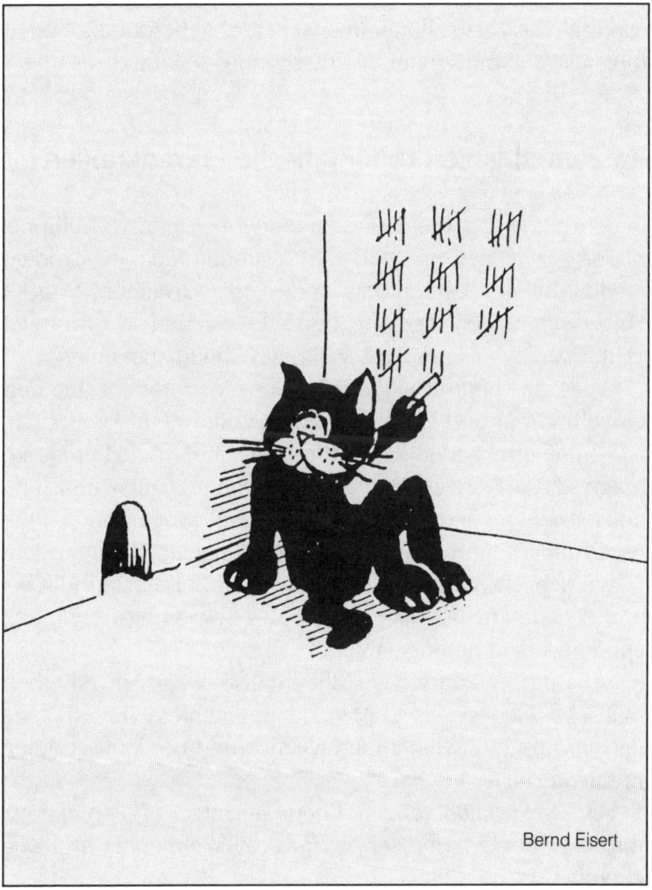

Abgesehen davon, daß es einem gestreßten Menschen enorm helfen kann, wenn er eine Hauskatze sein eigen nennt, die ihn regelmäßig schnurrend und schmusend dazu zwingt, sich Zeit für eine Muße- und Streichelstunde zu nehmen, kann man durch das Zusammenleben mit einer Katze nachweislich Nervosität, Unruhe und Hektik abbauen. Auch seelische Verkrampfungen können sich lösen. In der Naturheilkunde aber hat die Katze nach ihrem Ableben für die Gesundheit des Menschen immer schon eine besondere Bedeutung als geheimnisvoller Wärmespender gehabt.

Katzenfell gegen rheumatische Erkrankungen

In der Bundesrepublik Deutschland gibt es rund 10 Millionen Rheumakranke. Drei Millionen befinden sich in ständiger medizinischer Behandlung. Jedes Jahr kommen 800000 Neuerkrankungen dazu. In der Schweiz und in Österreich zählt man jeweils rund 1,2 Millionen Rheumapatienten.

Was ist Rheuma eigentlich? Das Wort kommt aus dem Griechischen, und zwar von dem Wort »réein«, was soviel wie »fließen« bedeutet. Der griechische Arzt Hippokrates prägte diese Bezeichnung für alle schmerzhaften und funktionseinschränkenden Vorgänge des Bewegungsapparates. Im Grunde genommen gibt es *die* Krankheit Rheuma nicht. Es werden vielmehr unter diesem Begriff alle entzündlichen und degenerativen Erkrankungen des Bewegungs- und Stützapparates zusammengefaßt.

◐ Zum entzündlichen Rheumatismus zählen das rheumatische Fieber, das zu Herzklappenfehlern führen kann, der chronische Gelenkrheumatismus und der Wirbelsäulenrheumatismus.

◑ Zum degenerativen Rheumatismus gehören die Arthrosen, Spondylarthrosen, Ischias, Muskelrheuma und Knochenrheuma.

Die unterschiedlichsten Erscheinungsbilder von Rheuma ergeben mehr als 300 verschiedene Krankheiten.

Die Rheumakrankheiten werden nicht grundlos als die Volkskrankheit Nummer eins bezeichnet. Sie ist eine heimtückische, schmerzhafte und auch sehr teure Krankheit, die den Sozialversicherungsträgern viel Geld kostet. Für stationäre und ambulante Behandlungen von Rheuma-Patienten werden in Mitteleuropa alljährlich Milliarden ausgegeben.

Hervorragende Leistungen auf dem Gebiet der Patientenbetreuung erbringt die Deutsche Rheuma-Liga.

Man weiß aus zahlreichen Forschungsarbeiten, daß viele Rheuma-Medikamente, die verordnet werden, nicht das Optimale sind. Vielfach werden andere Organe im menschlichen Körper durch diese Pharmazeutika schwer belastet. Und so kommen auch führende Rheuma-Experten wieder zu dem Schluß, daß es sinnvoll ist, natürliche, alternative Methoden einzusetzen, um Rheuma-Kranken zu helfen:

◐ Man erzielte in jüngster Zeit Erfolge mit Gaben von Vitamin E: Über einen längeren Zeitraum täglich 1 Kapsel Vitamin E, und zwar 200 Milligramm aus der Apotheke. Man spricht in diesem Zusammenhang von der Optovit-E-Therapie.

◑ Man kehrt aber auch wieder zu guten, alten Hausmitteln zurück, um dem Körper Wärme, Heilimpulse und vermehrte Sauerstoffzufuhr zu vermitteln.

Und da wird nach jüngsten medizinischen Erkenntnissen das gute, alte Katzenfell auch in modernst eingerichteten Rheuma-Kliniken in letzter Zeit wieder eingesetzt.

Neueste Erkenntnisse über das Katzenfell

Jahrhundertelang war das Katzenfell ein fester Bestandteil der Erfahrungsmedizin. Es wurde mit großem Erfolg gegen vielerlei rheumatische Beschwerden eingesetzt:

◐ Im antiken Griechenland kannte man das Katzenfell als medizinische Hilfe bereits 500 vor Christi Geburt.

◑ Im 12. Jahrhundert war das Katzenfell in Island gegen Schmerzen in den Gelenken das bedeutendste Hausmittel. Man kann es heute in alten Schriften nachlesen: Damals war ein Katzenfell im Tauschhandel 3 Fuchsfelle wert.

Es hat also etwas ganz Besonderes auf sich, dieses Katzenfell. Dennoch wurde es – nachdem es im Mittelalter und bis zum Ersten Weltkrieg in unseren Breiten sehr geschätzt wurde und fast in jedem Haushalt vertreten war – allmählich vergessen. Die moderne Medizin glaubte gerade in der Rheumabehandlung auf alte Hausmittel verzichten zu können. Heute weiß man, daß der Behandlung mit Medikamenten Grenzen gesetzt sind, vor allem, weil Verträglichkeit und Nebenwirkungen bei langfristiger Anwendung zu einem ungelösten Problem geworden sind.

Kein Wunder, daß Mediziner der Gegenwart sich plötzlich wieder mit dem Phänomen Katzenfell auseinanderzusetzen begannen. Für unsere Ahnen war die Wärmetherapie – und darum handelt es sich ja auch beim Katzenfell – ein so hervorragendes Mittel, daß man diese Art von Linderung hoch einschätzte. In früheren Generationen gab es den Spruch: »Leg ein Katzenfell darauf, und der Schmerz hört ganz schnell auf...!« Heute bestätigt die Wissenschaft, daß da etwas Wahres dran ist.

Darum wirkt das Katzenfell

Wer Rheuma lindern und bekämpfen will, muß in der Behandlung auf drei Faktoren achten. Der Patient braucht:

◐ Wärme, wenn es sich nicht gerade um einen akuten entzündlichen Prozeß handelt,

◑ eine verbesserte Durchblutung

◐ und vermehrte Sauerstoffzufuhr im Gewebe.

Zu dieser Sauerstoffzufuhr ist zu sagen: Prof. Dr. med. Faßbender, Leiter des Zentrums für Rheuma-Pathologie in Mainz, konnte mit Hilfe von elektronenoptischen Untersuchungen eine Erklärung für die schmerzhaften Prozesse beim Rheumatismus der Muskeln und Sehnen finden: Beim normalen Muskelrheumatismus liegt ein relativer Sauerstoffmangel vor, der die verschiedenartigen nervalen Störungen auslöst. Das Sehnengewebe der Gliedmaßen ist von Natur aus nur spärlich mit Blutgefäßen ausgestattet. Die Sauerstoffversorgung ist dadurch gering. Werden die feinen Kapillaren durch Druck und Zug – etwa bei ungeschickten Bewegungen –, durch Kälte und andere Einflüsse zusätzlich unterbunden, so geraten die Zellen des betroffenen Gewebes in eine Art »Atemnot«. Diese zelluläre Atemnot setzt dann eine Reihe biochemischer Reaktionen in Gang, die bis zu einer Umformung und Veränderung der örtlichen Bindegewebszellen führen kann.

Es hat sich herausgestellt, daß hier entzündungshemmende und schmerzlindernde Medikamente niemals den Sinn erfüllen, wie es wärme- und durchblutungsspendende Maßnahmen tun. Warum ist nun das Katzenfell ideal?

Der Katzenpelz hat ganz spezielle elektrische Eigenschaften, die unter bestimmten Umständen bis zum knisternden Funkensprühen führen können. Andere Felle bringen diese Kombination wirksamer Eigenschaften nicht mit.

Zwischen dem Deckhaar und dem Unterhaar im Katzenfell besteht eine elektrische Polarität. Der obere Teil der Deckhaare wird, wenn er am Unterhaar reibt, positiv. Das Unterhaar selbst ist negativ aufgeladen. Dadurch ist das Katzenfell als elektrisches Wärmeimpuls-Feld gegen Rheuma anzusehen. Durch das sanfte Reiben der Katzenhaare auf der Körperoberfläche des Patienten entsteht eine elektrische Massage und Wärmeentwicklung, welche das Hautgewebe bis tief in die Knochen nicht nur auf höhere Temperaturen bringt, sondern auch bioelektrische Impulse liefert.

Faszinierende wissenschaftliche Ergebnisse zum Katzenfell

Wissenschaftliche Untersuchungen haben ganz erstaunliche Ergebnisse über die Wirkung des Katzenfells erbracht. So wurde zum Beispiel mit Hilfe von Thermographie-Untersuchungen festgestellt:

◑ Unter einer Katzenfell-Bandage wird die Durchblutung so stark angeregt, daß die Gewebetemperaturen im Therapiebereich um rund 5 Grad Celsius erhöht wurden.

Dazu kamen noch eine Reihe von zusätzlichen wissenschaftlichen Beobachtungen:

◐ Mit Hilfe der Szintigraphie – einer nuklearmedizinischen Untersuchung – an der Deutschen Klinik für Diagnostik stellte man fest: Im Gebiet der Katzenfell-Bandage erhöhte sich die Zahl der roten Blutkörperchen.

◑ Die verstärkte Durchblutung des Rheumagewebes durch das Katzenfell konnte ebenfalls inzwischen zahlenmäßig erfaßt werden: Die Mehrdurchblutung wird bereits nach einer Stunde um 27,3 Prozent erhöht. Das geht aus einer Studie der Gemeinschaftspraxis für Nuklearmedizin in Wiesbaden unter der Leitung von Prof. Dr. Pfannenstiel, ausgewertet von Dr. Bieler, hervor.

Somit sind die Wirkungsweisen vom Katzenfell dokumentiert:

Es fördert durch die Erhöhung der roten Blutkörperche◐ die Sauerstoffabgabe an die Zellen bis zu 70 Prozent, weil die roten Blutkörperchen den Sauerstoff anliefern.

◑ Das Katzenfell verbessert die Ernährung der Zelle, macht sie stark, verbessert den Ablauf des Stoffwechsels und verstärkt den Abtransport von Stoffwechselschlacken.

◐ Somit löst das Katzenfell eine ganz natürliche Selbstheilungsreaktion im Organismus aus.

◑ Damit wieder kommt es zu einer rascheren Genesung und Erneuerung von Gewebezellen.

◐ Dazu kommt noch, was gleich zu Beginn der Therapie wichtig ist: die nachgewiesene schmerzstillende Wirkung des Katzenfells.

◑ Das Katzenfell kann daher eine gewebeverändernde, degenerative Schädigung des betreffenden Gewebes stoppen und verhindern.

◐ Wirbelsäulenschäden können mit dem Katzenfell zwar nicht geheilt, aber zum Teil erheblich gebessert werden. Schmerzen werden gelindert, und Verkrampfungen des Muskelgewebes werden aufgehoben. Der Teufelskreis Verspannung, Verkrampfung und die daraus resultierende schlechte Durchblutung wird durchbrochen und weitere degenerative Veränderungen verhindert.

◑ Die verstärkte Durchblutung des Gewebes durch das Katzenfell ist ein wesentlicher Faktor in der Rheumabehandlung: Das konnten Untersuchungen an der Universitäts-Rheumaklinik Zürich und am Forschungsinstitut Hohenstein beweisen. Die Ursache ist das thermoregulatorische System des Katzenhaar-Kleides, welches zwischen den Ober- und Unterhaaren ein natürliches Luftpolster und ein spezielles Feuchtetransportsystem aufweist.

Woher kommt das Katzenfell?

Gesundheitsbewußtsein, Naturverbundenheit, aber auch Tierliebe sind voneinander nur schwer zu trennen. Wenn man nun als Tierfreund von den medizinischen Werten des Katzenfells gegen Rheuma hört, dann zwingt sich einem eine Gewissensfrage auf die Lippen: Ja, und woher kommt nun das medizinische Katzenfell? Man denkt zwangsläufig an eigens dafür gezüchtete Katzen, man denkt an Hauskatzen, die gestohlen und weiterverkauft werden.

Damit Tierfreunde diese Bedenken nicht haben müssen, wurde in der Bundesrepublik eigens eine Kontrolle für medizinisches Katzenfell geschaffen: die Medicat-Kontrolle. Felle, die kontrolliert sind, tragen eine spezielle Medicat-Plombe. Sie garantiert: »Für dieses Fell hat keine Katze gezielt ihr Leben lassen müssen!«

Im Detail heißt das für das Medicat-Fell:

◐ Die dafür verwendeten Katzenfelle stammen weder aus der Bundesrepublik noch aus benachbarten Ländern. Heimische Katzenfelle werden dafür nicht verarbeitet.

◑ Keine Katze wird für die Fellgewinnung gezüchtet und speziell getötet.

◐ Die Katzen haben das ihrem Schicksal gemäße Leben hinter sich. Im Gegensatz zu den vielen Katzen, die dann begraben oder komplett in der Tierkörperverwertung verarbeitet werden, wurde das Fell sorgfältig behandelt und blieb erhalten.

◑ Daher werden die Felle überwiegend aus Ländern mit traditionellen Fellsammelstellen importiert. In diesen Gebieten ist es nämlich üblich, daß die Tiere unmittelbar nach ihrem Tod fachgerecht nach Jägerart behandelt werden. So verfährt man auch auf Bauernhöfen, in Dörfern und in Hafenstädten, wenn bei Überhandnehmen von Hauskatzenpopulationen und wildernden Katzen der Bestand durch Tierarzt oder Jäger dezimiert wird. Daß dies so geschehen muß, liegt an der hohen Vermehrungsrate der Hauskatzen. (Der Deutsche Tierschutzbund hat ausgerechnet, daß ein Paar in der Lage ist, sich in zehn Jahren auf 80 Millionen Katzen zu vermehren.)

◐ Diese Fellherkunft wird von nationalen und internationalen Tierschützern kontrolliert und von speziell geschulten Beamten des deutschen Zolls überwacht. Darum auch die Medicat-Plombe.

◑ Die so gewonnenen Felle werden nach eigenen Rezepten in deutschen Veredlungsbetrieben als natürliches Rohprodukt veredelt, haltbar gemacht und für medizinische Therapie vorbereitet.

◐ Der namhafte Haustier-Zoologe und Tierschutzsachverständige Prof. Dr. H. Hemmer überprüft, daß keine Felle aus fragwürdigen und bedenklichen Quellen von gestohlenen, leidenden oder gar gequälten Katzen stammen.

Praktische Anwendung von Katzenfell

◐ Es lohnt sich, ein Katzenfell bereits bei ersten Anzeichen rheumatischer Beschwerden anzulegen, weil man häufig schon damit die Beschwerden in den Griff bekommen kann.

◑ Wer sich viel im Freien aufhält und sensibel auf Nässe und Kälte reagiert, sollte an gewissen Schwachstellen des Körpers, die ja jeder selbst kennt, vorbeugend ein Katzenfell tragen.

◐ Ideal ist das Katzenfell als unterstützende Therapie zu Fango-, Moor-, Rotlicht-, Massage- und Saunabehandlungen. Das Katzenfell danach verstärkt den Wärme- und Heileffekt.

◑ Wer bei Auftreten von Rheumaschmerzen sofort ein Katzenfell anlegt, muß es vorerst auch am Tag tragen. Später genügt es oft, es nur nachts anzulegen. Der Therapieerfolg hält dann tagsüber an. Erklärbar ist dieses Phänomen durch das Verhalten des Myoglobins. Das ist ein natürlicher Bestandteil der Muskeln, der zugleich ein Sauerstoffspeicher ist. Da das Katzenfell nachts die Sauerstoffzufuhr der Zellen erhöht, hat der Organismus tagsüber ein vermehrtes Angebot im »Speicher«.

◐ Man bekommt medizinisches Katzenfell – kurz »Medicat« genannt – in allen Sanitätshäusern, Apotheken und Drogerien in der Bundesrepublik.

◑ Man kann ein komplettes Katzenfell kaufen, um es an jeder beliebigen Körperstelle auftragen und festbinden zu können. Es gibt aber auch für ganz bestimmte rheumagefährdete Körperteile zugeschnittene Katzenfell-Bandage-Teile:

Schulterbandagen, Nierenbinden gegen Schulterschmerzen und Kreuzschmerzen, Beinbandagen, Ellenbogenbandagen gegen Tennisarm, Hals-Nacken-Schützer gegen Nackenverspannungen und Knieschützer gegen Knieschmerzen. Außerdem gibt es auch Brust-Schützer für den Brustbereich, Pulswärmer, Wadenwickel-Bandagen, Bettschuhe, Pelzdecken, Fußsäcke, um nur einige zu nennen, und Sonderanfertigungen nach Anweisungen des Arztes.

◐ Die Katzenfell-Teile für die Medicat-Therapie sind hygienisch und vollwaschbar und können daher immer wieder verwendet werden.

Auskünfte: Medicat-Informations-Zentrale für medizinische Katzenfelle, Mitglied des Förderkreises Deutsche Rheumaliga, Herr Peter Steingraf, 6380 Bad Homburg.

Ganz wichtig dabei: Bei akuten, stark entzündlichen rheumatischen Prozessen, bei denen sich die Gelenke sehr heiß anfühlen, oder bei einem Ansteigen der Schmerzen nach Wärmezufuhr sollte man das Katzenfell nicht anlegen. In diesem Fall gehen Sie bitte zum Arzt. Meist sind dann vorübergehend Kältetherapien angezeigt.

Wer ein Katzenfell gegen Rheumaerkrankungen bei sich zu Hause aufbewahrt, muß einiges bedenken: Das Fell darf niemals in einer Kunststoff-Tüte verstaut werden, lieber den Originalkarton behalten. Man sollte es regelmäßig auslüften. Häufiges Waschen verbessert die Wirkung und auch die Haltbarkeit. Man wäscht das Fell mit einem milden Shampoo in 5 Litern warmem Wasser, spült sorgfältig nach, wickelt die nasse Bandage in ein Handtuch, wringt es damit aus, zieht die Bandage vorsichtig in ihre ursprüngliche Form und hängt sie an einen luftigen Ort zum Trocknen auf. Niemals zu nahe an eine Heizung und nicht in die pralle Sonne legen.

Und selbstverständlich wird das Katzenfell immer mit der Fellseite zur Haut getragen.

GESUNDHEIT

VON DEN AMEISEN

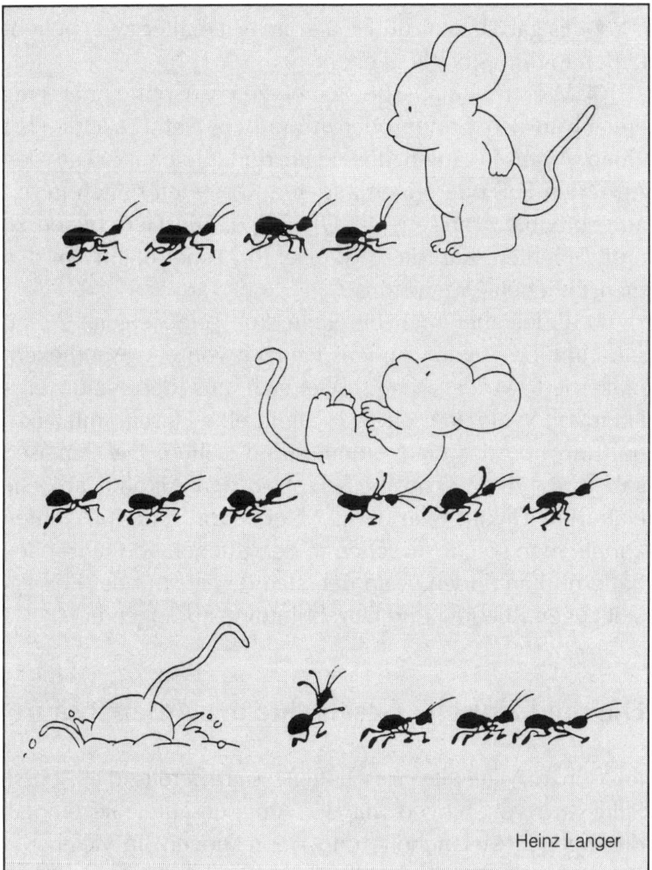

Das scharfe Sekret der Ameise hat schon zu allen Zeiten dem Menschen geholfen, Schmerzen zu bekämpfen, vor allem Schmerzen an Gelenken und Gliedmaßen. Man vermutet, daß die ersten Therapien mit Ameisensäure vor rund 3000 Jahren angewandt wurden. Es gibt Darstellungen aus Höhlenzeichnungen in Frankreich und antike Schriften aus Griechenland und Ägypten, die von der schmerzlindernden Wirkung des »Ameisensaftes« berichten.

◐ Es gab damals und später im Mittelalter zwei beliebte Behandlungsmöglichkeiten:

◑ Wer rheumatische Schmerzen verspürte, der ging einfach in den Garten oder in die freie Natur, suchte sich einen Ameisenhaufen und legte dort für einige Zeit den Arm, den Fuß oder einen anderen Körperteil mitten in das aufgebrachte Ameisenvolk. Die Folge: Die Tiere bissen zu und brachten auf diese Weise ihr Ameisengift in den menschlichen Organismus.

◐ Oder aber man bereitete sich seine eigene Ameisen-Einreibe-Tinktur zu, was vielfach von den Apothekern praktiziert wurde: Man holte sich aus der Natur eine Handvoll Waldameisen, warf sie in eine Flasche mit Alkohol und ließ das Ganze einige Zeit stehen. Die Ameisen gaben vor ihrem Tod ihr Sekret an den Alkohol ab: Die Naturheil-Tinktur war fertig. Noch vor rund 50 Jahren konnte man solche Flaschen in den Küchen von deutschen Bauernhöfen finden. Man rieb sich damals mit der Flüssigkeit gegen Rheuma und Durchblutungsstörungen ein.

Die medizinische Geschichte der Ameisensäure

Im frühen Mittelalter beschäftigte sich bereits die Äbtissin Hildegard von Bingen mit der Ameisensäure. Sie empfahl diese gegen Melancholie und Depressionen. In vielen Klöstern setzte man Rheuma-Kranke in Ameisenbauten.

Um 1900 wurde die Ameisensäure dann erstmals wissenschaftlich für die Gesundheit des Menschen analysiert. Dieses Verdienst kommt dem mecklenburgischen Arzt Dr. Eduard Krull zu, der viele Adelige behandelte. Er setzte Ameisensäure auch gegen Allergien und Hautausschläge ein.

Im Jahr 1929 behandelte Prof. Dr. Spiethoff als Leiter der Leipziger Universitäts-Hautklinik eine Patientin und hatte dabei keinen Erfolg. Da erinnerte er sich an die Arbeiten von Krull und setzte Ameisensäure ein. In kurzer Zeit war die Frau wieder gesund. Danach behandelte der Professor mit großem Erfolg Gürtelrose, Schuppenflechte, Nesselsucht, indem er Ameisensäure-Injektionen unter die Haut gab. Er schrieb darüber aufsehenerregende Arbeiten.

Danach haben sich viele Wissenschaftler mit der Ameisensäure befaßt. Man setzt sie heute vor allem in der Homöopathie und in der Neuraltherapie ein.

So wirkt die Ameisensäure

Nach jahrzehntelangen Forschungsarbeiten weiß man heute exakt über die Wirkung der Ameisensäure Bescheid.

◑ Es handelt sich dabei um einen flüchtigen, lipoidlöslichen Stoff, der schnell in die Fettschicht der Haut dringt.

◐ Dadurch werden speziell die darunterliegenden Gewebepartien mit ihren Nervenenden beeinflußt.

◑ Durch dieses Eingreifen werden absichtlich unterschwellige, örtliche Entzündungsreaktionen herbeigeführt. Dadurch bildet der Körper blitzschnell körpereigene Abwehrstoffe, die er in den Kampf schickt.

◐ Gleichzeitig wird mehr Blut zugeführt, welches vermehrt schädliche Schlackenstoffe abtransportiert. Man spricht von einer »Reizkörper-Therapie«.

◑ Auf diese Weise werden örtliche Schädigungen und Schmerzen erfolgreich behandelt.

Wichtig ist sicher für viele Menschen, daß heute für die Ameisensäure-Therapie nicht in allen Fällen Ameisen sterben müssen, da die Pharmaindustrie heutzutage imstande ist, die Ameisensäure naturidentisch nachzuproduzieren.

Sehr bewährt hat sich gegen Rheuma-Schmerzen der Einsatz einer Kombination von Ameisensäuren mit dem Spurenelement Zink.

Praktische Anwendung von Ameisensäure

Da die Ameisensäure bei falscher Anwendung Schädigungen im Hautgewebe hervorrufen kann, sollte man diese Therapie nur in Absprache mit dem Arzt durchführen.

◐ In Drogerien und Apotheken gibt es wissenschaftlich geprüfte Einreibemittel, in denen die Ameisensäure streng dosiert verarbeitet wurde. Halten Sie sich genau an die Gebrauchsanweisungen von Salben, Tinkturen und Ampullen.

◑ In Apotheken wird seit einiger Zeit ein homöopathisches Mittel aus einer Kombination von pflanzlichen Stoffen mit dem Extrakt der Roten Waldameisen angeboten: »Infirmarius Formica Löwe Komplex Nr. 8«. Man setzt es gegen Erkrankungen des rheumatischen Formenkreises ein, bei Wirbelsäulensyndrom, Neuritiden, Neuralgien, Ischialgie und Gicht. Man nimmt täglich 3mal 15 bis 20 Tropfen, in akuten Fällen alle 2 Stunden 10 Tropfen.

◐ Gegen Hämorrhoiden, Wadenkrämpfe, Ödeme und Krampfadern verschreiben viele Ärzte das homöopathische Mittel »Aesculus Löwe Komplex Nr. 12«. Es enthält das Extrakt der Roten Waldameisen. Man nimmt 3mal täglich 15 bis 20 Tropfen, in akuten Fällen alle 2 Stunden 10 Tropfen.

◑ Gegen entzündlich-eitrige Prozesse, Athritiden, Arthrosen und Rheuma injizieren Ärzte häufig 1- bis 4mal wöchentlich 1 bis 4 Ampullen eines Waldameisen-Extrakts mit Namen »Goldampullen Bock Infirmarius«.

GESUNDHEIT

VON DEN SCHLANGEN

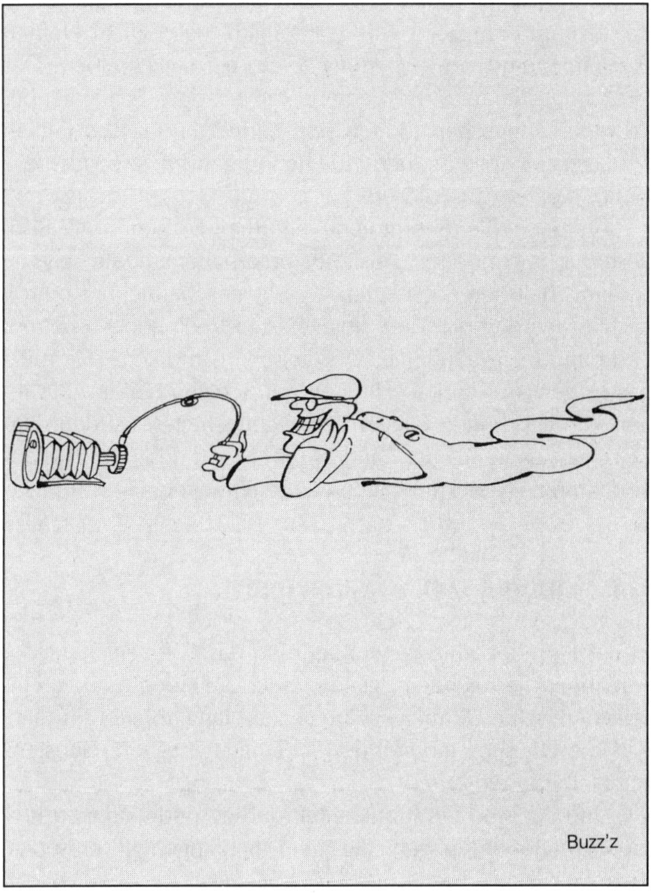

In der Antike und im Mittelalter kannten die Menschen bereits Schlangengift. Sie hatten auch schon Methoden, den Tieren dieses Gift abzugewinnen. Aber in erster Linie wurde es als heimtückisches Gift zum Töten verwendet. Nur wenige Mediziner versuchten fallweise, in kleinsten Dosierungen das Gift von Schlangen auch gegen Krankheiten einzusetzen. Mit dem Entstehen der Homöopathie durch Samuel Hahnemann im 18. Jahrhundert gewann das Schlangengift große Bedeutung, denn jetzt war es möglich, das Gift in kleinen und allerkleinsten Mengen als Arznei zu verschreiben. Das Großartige daran war: Während ein einziger Schlangenbiß für einen Menschen tödlich sein kann, vermag das Gift in winzigen Mengen im menschlichen Organismus wunderbare Heilwirkungen auszulösen.

Internationale renommierte Naturheil-Firmen in der Bundesrepublik und im Ausland unterhalten heute eigene Schlangenfarmen unter strengster wissenschaftlicher Kontrolle. Hier werden die Tiere unter besten Bedingungen betreut und dann in regelmäßigen Abständen »gemolken«. Sie müssen in gewissen Zeitabschnitten auf Schalen beißen, die ihnen von geschulten Pflegern entgegengehalten werden. Das Gift fließt dann aus der Giftdrüse im Mund des Tieres heraus und kann zu Medikamenten verarbeitet werden.

Die Wirkung von Schlangengift

In der Homöopathie verwendet man das Gift verschiedener Schlangen, je nachdem, gegen welches Leiden man es einsetzen möchte. Man weiß heute aus langjährigen Studien, daß der Hauptbestandteil des Schlangengiftes eine Substanz mit Namen *Reintorin* ist.

Und das sind die Krankheiten und gesundheitlichen Problemsituationen, gegen die man Schlangengift einsetzen kann:

◐ Rheuma,
◑ Ischias,
◐ Kreislaufstörungen,
◑ Probleme der Atemorgane,
◐ Depressionen,
◑ Durchblutungsstörungen in den Beinen,
◐ Angst- und Spannungszustände,
◑ allgemeine Immunschwäche,
◐ Entzündungen,
◑ Kreislaufschwäche.

Praktische Anwendung von Schlangengift

Jedes Präparat, das Schlangengift enthält, sollte nur in Absprache mit dem Arzt eingesetzt werden. Die Auswahl in der Apotheke ist relativ groß:

◐ Für den Aufbau der Immunkraft gibt es »Influex« als Tinktur, Tabletten oder Ampullen. Es enthält Schlangengift in Kombination mit pflanzlichen Substanzen. Die Wirkung gegen Infektionskrankheiten wurde an der Universität München nachgewiesen. Von der Tinktur nimmt man 20 bis 40 Tropfen in etwas Flüssigkeit, jeweils vor den Mahlzeiten. Von den Tabletten nimmt man 4mal 2 Stück am Tag und läßt sie langsam auf der Zunge zergehen. Die Verabreichung der Injektionen aus den Ampullen entscheidet jeweils der Arzt.

◑ In Drogerien wird mitunter ein Königs-Kobra-Elixier angeboten. Es handelt sich um ein Vital-Tonikum mit dem Gift und den Sekreten der Königskobra, das man aufträgt oder einnehmen kann. Es soll die Haut verjüngen.

◐ Das Gift der lanzenförmigen Viper wird in einer Reihe von homöopathischen Mitteln in der Apotheke angeboten: »Löwe Komplex Nr. 2 – Coffea Infirmarius« setzt man gegen Kreislaufschwäche, Arteriosklerose, Herzschwäche und Altersherz ein. Man nimmt 3mal täglich 15 bis 20 Tropfen, in akuten Fällen alle 2 Stunden 10 Tropfen. »Löwe Komplex Nr. 3 – Rauwolfia Infirmarius« verordnen Ärzte gegen Reizleitungsstörungen, Hitzewallungen, nervöse Herzbeschwerden und Erregungszustände. Man nimmt 3mal täglich 15 bis 20 Tropfen. Außerdem wird das Gift der lanzenförmigen Viper in Injektionen gegen Grippehusten, fieberhafte Infekte und Bronchitis (Infirmarius Anti-Infekt-Injektion), gegen Colitis und Infektionserkrankungen (Infirmarius Entzündungs-Injektion), gegen Hitzewallungen und vegetative Dystonie (Infirmarius Hyperthyreo Injektion) eingesetzt.

◑ In den Tinkturen »Löwe Komplex Nr. 2« und »Löwe Komplex Nr. 3« ist auch das Gift der Brillenschlange mitverarbeitet.

◐ Das Gift der Kreuzotter verwendet man in der Medizin als entzündungshemmende Injektion bei Infektionskrankheiten und Colitis (Infirmarius Entzündungs-Injektion) und die Infirmarius Selenium-Tabletten gegen Bettnässen und unfreiwilligen Harn- sowie Stuhlabgang. Man nimmt in diesem Fall 3mal täglich 1 Tablette und läßt sie lange im Mund.

GESUNDHEIT

VON DEN SCHWEINEN

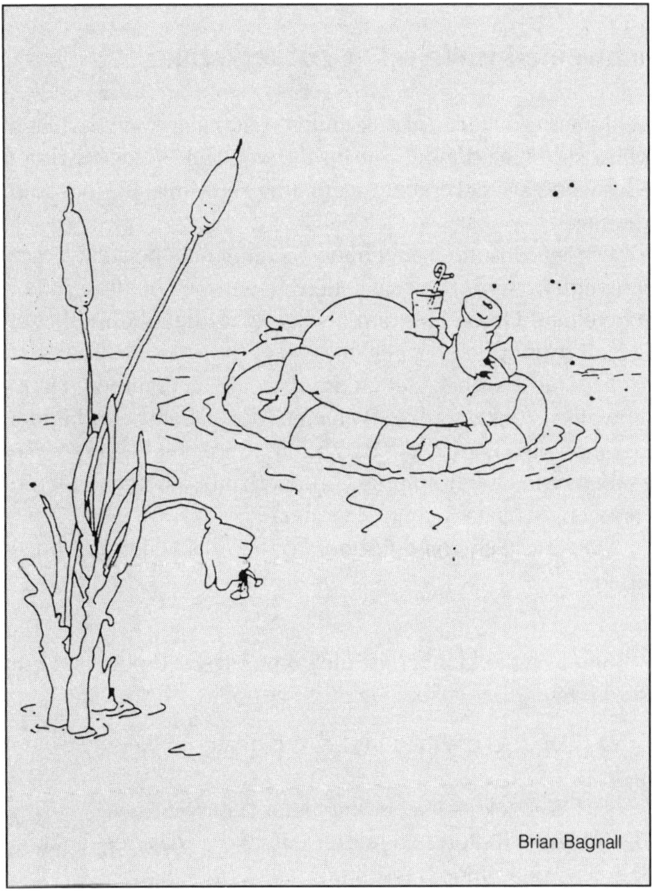

Es ist allgemein sehr wenig bekannt, welche große Bedeutung das ganz normale Hausschwein für die Gesundheit des Menschen hat.

Die meisten von uns verbinden den Begriff Schwein einfach mit ihrem Sonntagsbraten. Mehr nicht. Dabei ist das Schwein als Gesundheitsfaktor in der modernen Medizin einfach nicht mehr wegzudenken.

Schweine-Insulin rettet Zuckerkranke

Millionen Zuckerkranke könnten heutzutage nicht leben, wenn sie nicht ständig mit Insulin versorgt werden würden oder wenn sie sich nicht regelmäßig selbst Insulin injizieren könnten.

Dieses Insulin gewinnen Arzneimittelhersteller aus Schweinen, und zwar aus den Bauchspeicheldrüsen von Schweinen. Deren Hormon Insulin ist für den menschlichen Organismus optimal geeignet.

Auf diese Weise retten im Grunde genommen Hausschweine zuckerkranke Patienten vor lebensbedrohenden Gesundheitsschäden, die durch ihre Krankheit hervorgerufen werden, wie Durchblutungsstörungen in den Beinen, Nierenversagen, Schlaganfall und Herzinfarkt.

Dank des Schweine-Insulins können Zuckerkranke länger leben.

Beim Zuckerkranken ist die körpereigene Produktion von Insulin in der Bauchspeicheldrüse gestört:

◑ Der Zuckerabbau in der Muskulatur funktioniert nicht mehr.

◐ Die Zuckerspeicherung in der Leber versagt.

Die einzige Rettung in dieser Situation: das regelmäßige Spritzen von fremdem Insulin.

Praktische Anwendung von Schweine-Insulin

Sprechen Sie mit Ihrem Arzt über die genaue Anwendung. Und machen Sie regelmäßig Tests, ob Sie zuckerkrank sind. Der Arzt allein entscheidet ob Sie Insulin brauchen.

Schweine helfen der Herzchirurgie

In Ungarn und in Großbritannien bedient sich die Herzchirurgie vermehrt des Hausschweines: Ärzte setzten schwer herzkranken Patienten in den letzten Jahren häufig die Herzklappen von Schweinen ein. Sie retteten damit vielen Menschen das Leben. Die Eingriffe haben sich bislang als großer Erfolg erwiesen.

Und der weltberühmte amerikanische Herzspezialist und Chirurg, Prof. Dr. De Bakey, hält es für aussichtsreich, daß Herzpatienten in Zukunft ganze Schweineherzen eingepflanzt bekommen werden. Es hat sich nämlich herausgestellt, daß Schweineherzen von ihrer gesamten Zusammensetzung den Menschenherzen biologisch sehr ähnlich sind.

Praktische Anwendung von Schweineherzen

Darüber entscheidet im jeweiligen Fall einzig und allein der zuständige Arzt.

Schweine-Nabelschnur gegen Spondylarthrose

Relativ unbekannt ist auch vielen, daß Teile des Schweine-Organismus sehr häufig in der Homöopathie in Tinkturen und Injektionen verarbeitet sind, die bei vielen Menschen hervorragende Wirkungen erzielen.

◑ Wenn jemand Probleme mit seiner Wirbelsäule hat und speziell an Spondylarthrose, Bandscheibenschäden, aber auch an Arthrosen, Neuralgien, Bindegewebsschwäche, Nervenquetschungen und Myalgien leidet, dann wird er oft mit einer »Infirmarius Paravertebral Injektion HWS« behandelt. Je nach Intensität des Leidens bekommt er vom Arzt täglich bis 1mal wöchentlich eine Ampulle injiziert. Darin sind die Substanzen der Nabelschnur vom Schwein enthalten.

◐ Bei Erkrankungen der Brustwirbelsäule, Arthrosen, Arthritiden, Polyneuritis und Neuralgien setzt der Arzt oft die »Paravertebral Injektion BWS« ein. Sie enthält die Substanzen von Schweine-Bandscheiben, kombiniert mit pflanzlichen Extrakten.

◑ Bei Durchblutungsstörungen im unteren Körperbereich, Arteriosklerose, Pfortaderstauungen, bei Wadenkrämpfen und Neigung zu Krampfadern werden in der Medizin oft die beiden Injektionen »Intrafemoral II Injektion« und »Infirmarius Venöse Stasen Injektion« eingesetzt. Hauptbestandteile neben pflanzlichen und anderen Inhaltsstoffen sind die Extrakte von Schweine-Adern, vom Schweine-Mutterkuchen, von Schweine-Venen und von der Schweine-Nachgeburt.

Die praktische Anwendung dieser Schweine-Substanzen besprechen Sie bitte mit Ihrem Arzt.

GESUNDHEIT

VON DEN HAMSTERN

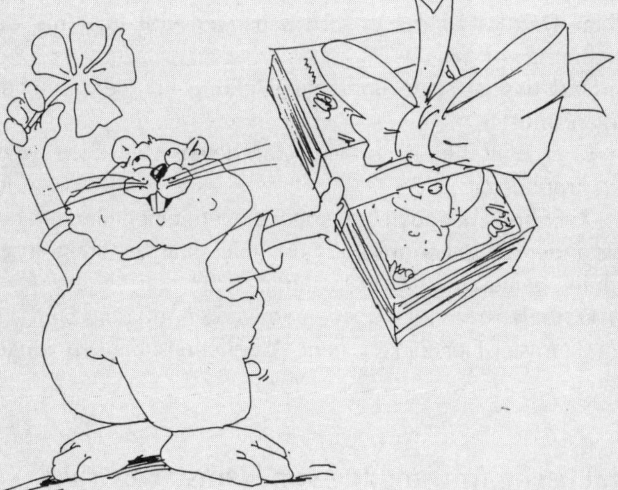

Brian Bagnall

Bislang waren Hamster in den Augen der meisten Menschen überaus niedliche Haustiere, ideal geeignet für die Großstadtwohnung. Durch einen Zufall ist man in der Medizin darauf gestoßen, daß Hamster in Zukunft vermutlich Millionen Menschen Schutz vor Herzinfarkt geben können.

Hamster-Eierstockzellen gegen Infarkt-Tod

Es hat sich herausgestellt, daß die Eierstockzellen von Hamsterweibchen einen Stoff enthalten, der blitzschnell eine entstandene Blutgerinnung auflösen kann. Entdeckt haben diese Substanz Wissenschaftler und Herzspezialisten in den deutschen Thomae-Labors in Biberach. Der Stoff trägt die Bezeichnung »t-PA«.

Und das ist seine konkrete Wirkung im menschlichen Organismus:

◐ Er baut bei herzinfarktgefährdeten Menschen einer Katastrophe vor.

◑ Er hilft aber auch bei einem eingetretenen Herzinfarkt: Entstandene Blutgerinnsel in den Herzkranzgefäßen lösen sich in unglaublicher Geschwindigkeit auf.

◐ Vielen Herzinfarktpatienten werden mit dem Stoff aus den Hamster-Eierstöcken neue Überlebenschancen eingeräumt.

Praktische Anwendung von Hamster-Extrakt

Das Blutgerinnungsmittel »t-PA« aus Hamster-Eierstöcken wird bereits in mehreren deutschen Kliniken mit Erfolg eingesetzt. Fragen Sie Ihren Arzt.

VON DEN ZIEGEN

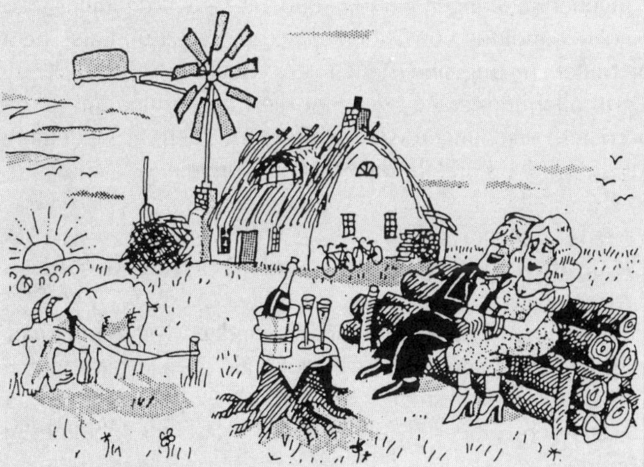

Jan Tomaschoff

Erfahrene Mediziner und Ernährungswissenschaftler bedauern es immer wieder, daß in unseren Breiten seit dem Ersten Weltkrieg die Haltung von Ziegen stark zurückgegangen ist. Seinerzeit galt die Ziege zwar bei der Bevölkerung als »Kuh der Armen« oder als »Eisenbahner-Kuh«, war aber auch in Adelskreisen sehr geschätzt. Dennoch hat zweifelsohne ihr »Arme-Leute-Image« dazu beigetragen, daß sie in vielen landwirtschaftlichen Betrieben verschwand. Am ehesten noch blieb man der Ziege in der Schweiz treu. Und hier kann man ja auch heute noch in den Lebensmittelläden Ziegenmilch als »Geißenmilch« kaufen.

In alten Zeiten galt die Ziege schon immer als Helfer gegen Krankheiten. Ziegenmilch war ein Hausmittel gegen Lungenerkrankungen bei jung und alt. Sie wurde intensiv zur Nachbehandlung von Tuberkulose eingesetzt und als Therapiemittel an Lungenheilstätten verwendet.

In allerjüngster Zeit gewinnt die Ziegenmilch auf Grund neuester Forschungen wieder mehr und mehr an Bedeutung für die Medizin und für die Naturheilkunde.

Ziegenmilch verjüngt und schützt den Körper

Ziegenmilch ist biologisch eine besonders wertvolle Flüssigkeit, die ganz anders aufgebaut ist als etwa die Kuhmilch. Das sind ihre Inhaltstoffe:

◑ hochwertiges Eiweiß, vor allem Kasein, Globuline, Albumine,

◐ hochwertige, leichtverdauliche Fette,

◑ die Mineralstoffe Calcium, Kalium, Magnesium, Natrium,

◐ die Spurenelemente Kupfer, Zink, Phosphor, Bor, Titan, Vnadium, Chrom, relativ wenig Eisen,

◑ Kohlenhydrate,

◐ die Vitamine A, B 1, B 2, C, D und E sowie

◑ acht Enzyme, die vor allem in der rohen und frisch gemolkenen Ziegenmilch wirksam sind.

Jahrzehntelang haben Hausärzte darauf hingewiesen, daß man Ziegenmilch nicht einzig und allein trinken und mit Kuhmilch abwechseln soll, weil der geringe Inhalt an Eisen und Folsäure vor allem bei Kindern zu Anämie führen könnte. Dazu hat im März 1989 im Fachblatt »Medical Tribune« die deutsche Allgemeinmedizinerin Dr. Helga Sarkisyanz-Heuer eine Diskussion eingeleitet. Sie rät bei Kindern mit Kuhmilchunverträglichkeit und bei Dreimonatskoliken zu einem Umstieg auf Ziegenmilch und meint dazu: »Warum soll man die Hände weg von der Ziegenmilch lassen, wenn sich ihr Mangel an Folsäure und Eisen so leicht ausgleichen läßt? Die Ziegenmilch kann für Kleinkinder lebensrettend sein, wenn sie weder die Kuhmilch noch die Sojamilch vertragen. Folsäure ist übrigens in vielen Gemüsearten, Kartoffeln, Reis, Eiern, in der Leber und Niere enthalten. Sie wird durch Kochen nur wenig zerstört. Es kann also bereits durch Beikost ein Folsäuremangel der Ziegenmilch ausgeglichen werden.«

Anders ist es mit Menschen, die den typischen Geschmack der Ziegenmilch ablehnen und sogar eine bestimmte Abneigung dagegen empfinden. Sie müssen auf den Genuß verzichten, weil dann sogar Allergien auftreten können.

So wirkt die Ziegenmilch für unsere Gesundheit

Das Zusammenspiel der Inhaltsstoffe macht die Ziegenmilch zu einem ganz speziellen Elixier, das ganz allgemein unseren Körper jung erhält, die einzelnen Zellen kräftigt und gegen Umwelteinflüsse sowie eine Reihe von Erkrankungen schützt.

◐ Es hat sich herausgestellt, daß Ziegenmilch ein Natur-Medikament für die Nerven darstellt. Der regelmäßige Genuß von Ziegenmilch führt zum Abbau nervöser Störungen.

Streßfolgen und Angstzustände sowie Konzentrationsstörungen können damit besiegt werden. Daher betonen Schweizer Ernährungswissenschaftler immer wieder: Die Ziegenmilch ist für Kinder und Erwachsene ein ideales Frühstücksgetränk für die körperliche, geistige und seelische Kraft, die man im Alltag braucht.

◑ Ziegenmilch kann auch sehr hartnäckige Hauterkrankungen bekämpfen. An vielen Hautkliniken im deutschsprachigen Raum wird die Ziegenmilch gegen Hautrötungen und schwerwiegende Hautausschläge eingerieben. Männer ab dem 50. Lebensjahr bekommen sehr oft ohne ersichtlichen Grund rote Flecken auf der Brust, die absolut nicht wegzubringen sind. Mit Ziegenmilch – so hat man an Wiener Kliniken festgestellt – bekommt man das Problem mit der Zeit in den Griff. Und zwar durch innere und äußere Therapie: Die Ziegenmilch wird getrunken und einmassiert.

◐ Regelmäßiges Trinken von Ziegenmilch wirkt sich positiv auf sensible Magen- und Darmsituationen aus. Nervöse Verdauungsstörungen können damit beseitigt werden.

◑ In vielen Fällen ist die Ziegenmilch ein ideales Hausmittel gegen Neurodermitis.

◐ Es treten auch Besserungen bei Asthmatikern auf.

◑ Dr. Helga Sarkisyanz-Heuer aus Ketsch berichtet von erfolgreichen Therapien bei Colitis-Patienten.

Ziegenmilch als vorbeugender Krebsschutz

Es gibt ernsthafte Vermutungen, daß die Ziegenmilch in Zukunft eine wesentliche Rolle in der aktiven Krebsvorsorge spielen könnte. Die ersten Ergebnisse jahrelanger Forschungen auf internationaler Ebene deuten darauf hin, daß hier faszinierende biologische Vorgänge zu beobachten sind.

Begonnen hat alles in der Sowjetunion. Da machte man vor zehn Jahren eine interessante Entdeckung: Man wies nach, daß eine Ziege niemals an Krebs erkranken kann. Detaillierte Untersuchungen der Zellen haben das bewiesen. Es muß im Organismus der Ziege etwas geben, was die Zelle gegen Krebsanfälligkeit stärkt.

Diese Erkenntnisse nahm in der Bundesrepublik ein Wissenschaftler auf: der Arzt Prof. Dr. Karl-Heinz Wagner von der Universität Gießen. Er startete gemeinsam mit dem deutschen Ziegenzüchter Kurt Brandenburg aus Ulrichstein in Mittelhessen eine Forschungsreihe.

Man wollte die Wirkung der Ziegenmilch auf den menschlichen Organismus Schritt um Schritt erproben. Krebspatienten tranken in regelmäßigem Rhythmus Ziegenmilch und fühlten sich dabei sehr wohl. Ähnliche Versuche in Frankreich ergaben, daß bei operierten Krebspatienten durch Ziegenmilchkuren das Risiko einer Wiedererkrankung rapide sank.

Faszinierend sind auch die Ergebnisse von Versuchen an krebskranken Ratten in den USA und in der Bundesrepublik:

◐ Die Tiere wurden mit frischer Ziegenmilch und mit einem aus Ziegenmilch hergestellten Konzentrat gefüttert.

◑ Die Wirkung war verblüffend: Die Krankheitssymptome verringerten sich von Tag zu Tag.

Daraus schließen Vertreter der Medizin jetzt natürlich nicht voreilig, daß man Ziegenmilch eines Tages gegen Krebs einsetzen wird. Aber es lassen sich dennoch sehr konkrete Schlüsse daraus ableiten:

◐ Die Inhaltsstoffe der Ziegenmilch haben nachweislich eine zellaufbauende und zellerneuernde Wirkung.

◑ Ziegenmilch – regelmäßig zugeführt – schützt unsere Zellen vor äußeren Angriffen und sogenannten Risikofaktoren wie Zigarettenrauch, Umweltgiften, Giften in den Nahrungsmitteln, Giften, die in unserem Körper entstehen und den Vorgang des Alterns forcieren.

◐ Damit kann die Ziegenmilch unsere Zellen jung erhalten, vitalisieren und regenerieren.

Das Geheimnis heißt Ubichinon 50

Genaue Analysen der frischen Ziegenmilch, aus der auch das medizinische Ziegenmilchkonzentrat hergestellt wird, haben ergeben: Die Ziegenmilch enthält nicht nur die zellschützende Orotsäure, sondern auch eine geheimnisvolle Wirkstoffgruppe, die möglicherweise sogar eines Tages den Schlüssel dazu liefern wird, warum Ziegen nicht an Krebs erkranken können. Solche Wirkstoffe sind zwar auch in anderen Milcharten enthalten, aber niemals in dieser hohen Konzentration und nicht in dieser speziellen Kombination. Es handelt sich hier um einzigartige Zellverbindungen.

Im Mittelpunkt dieser Wirkstoffgruppe steht eine Substanz, welcher in der Medizin der Name »Ubichinon 50« gegeben wurde:

◑ Dieses Ubichinon ist für ein reibungsloses Funktionieren des Zellstoffwechsels verantwortlich.

◐ Es erhält die Zelle länger am Leben.

◑ Dieses Ubichinon 50 ist eine hochwertige Verbindung, in der eine große Anzahl von Kohlenstoffatomen enthalten sind. Sie agieren als natürliche Schutzstoffe, welche die einzelnen Zellen aktivieren.

◐ Ubichinon 50 in der Ziegenmilch ist somit in der Lage, die menschliche Zelle vorbeugend gegen Krankheitsanfälligkeit und vor einem frühzeitigen Absterben zu bewahren.

◑ Damit kann man Ziegenmilch als ernst zu nehmendes Geriatrikum empfehlen.

Praktische Anwendung von Ziegenmilch

Wenn Sie Ihrem Organismus Schwung geben wollen und etwas für die Jungerhaltung der Zellen, für die allgemeine Immunkraft tun wollen, dann sollten Sie zumindest in gewissen

Zeitabständen Drei- oder Sechs-Wochen-Kuren mit Ziegenmilch durchführen.

◐ Suchen Sie sich in Ihrer Nähe einen Ziegenzüchter, von dem Sie regelmäßig die Milch kaufen können.

◑ Fragen Sie aber auch in Ihrem Reformladen nach. Vielleicht können Sie dort Ziegenmilch kaufen.

◐ Trinken Sie während einer Kur jeden Tag ½ Liter Ziegenmilch.

◑ Wenn Sie einen Ziegenhalter kennen, dann wäre es auch sehr gesund, immer wieder 14 Tage lang täglich ½ Liter Ziegenmolke oder Ziegenjoghurt zu trinken.

◐ Wenn Sie das alles nicht bekommen, dann sollten Sie sich Ziegenkäse besorgen. Das ist heutzutage kein Problem. Viele Lebensmittelläden bieten ihn bereits an. Essen Sie als Kur 8 Wochen lang jeden zweiten Tag 100 Gramm Ziegenkäse, mit oder ohne Kräuter, am besten zu einer Schnitte Vollkornbrot.

Rezepte mit Ziegenmilch

Ziegenmilch-Krafttrunk

In schweizerischen Altenheimen werden Bewohner durch das regelmäßige Trinken dieses Kraft-Cocktails merklich vital: ¼ Liter frische, rohe Ziegenmilch wird mit 2 EL Bienenhonig vermischt. Langsam und schluckweise trinken.

Ziegen-Reistorte

1 Liter Ziegenmilch wird 250 Gramm Naturreis, etwas Salz und 50 Gramm Honig zugegeben; 25 bis 30 Minuten aufquellen lassen. Wenn das Ganze abgekühlt ist, rühren Sie 1 Schnapsglas Maraschino sowie 6 Blatt aufgeweichte, im

Wasserbad geschmolzene Gelatine dazu. ½ Liter Schlagsahne – steif geschlagen – in den Reis rühren, die Masse in eine große Puddingform füllen und 4 Stunden in den Kühlschrank stellen. Vor dem Servieren in Schnitten schneiden und mit Apfelkompott garnieren.

Ziegen-Pudding

1 Packerl Vanillepuddingpulver wird mit 6 EL Wasser und 3 EL Honig angerührt, ½ Liter Ziegenmilch kurz aufkochen und die Vanille-Lösung mit einem Schneebesen einrühren. Noch einmal aufkochen lassen und abkühlen. 250 Gramm Quark dazurühren. Alles in Dessertschalen füllen und mit frischen Erdbeeren oder entkernten Kirschen servieren.

Rezepte mit Ziegenkäse

Ziegenkäse-Salat

6 Eier werden hartgekocht, ausgekühlt und in Räder geschnitten. Spargel aus einer Dose abtropfen lassen, in Stücke schneiden und mit den Eiern vermischen. 250 Gramm Ziegenfrischkäse mit /4 Liter saurer Sahne, etwas Distelöl, Salz, Honig, Sojasoße und Zitronensaft sowie Pfeffer im Mixer verrühren. Diese Ziegenkäse-Soße vor dem Servieren über Spargel und Eier gießen. Dazu 1 Schnitte Vollkornbrot.

Ziegenkäse-Obstsalat

250 Gramm Ziegenfrischkäse, 50 Gramm Mayonnaise und 1 EL frischgepreßter Zitronensaft werden cremig gerührt. Nun circa ⅛ Liter Schlagsahne dazumischen. 2 Äpfel in Scheiben, 1 Orange in Räder schneiden, 300 g blaue Trau-

ben halbieren und entkernen. Alles mit der Ziegenkäse-Creme vermischen, 30 Minuten stehenlassen und erst dann servieren.

Ziegenbutter gegen Rheuma und Arthrosen

Ziegenbutter – von Natur aus ganz weiß – hatte als Nahrungsmittel für ärmere Leute im 19. Jahrhundert große Bedeutung. Heute wird sie von Ernährungsexperten besonders geschätzt und gelobt, weil sie wertvolle Fettsäuren enthält, welche sich nach der Erfahrung vieler Ärzte positiv auf die Arbeit der Leber auswirken. Das sind die Caprinsäure, die Carylsäure, Capronsäure, Laurinsäure, Stearinsäure, Palmitinsäure, Lecithin und Kephalin.

Heute aber wird Ziegenbutter fast nur beim Ziegenzüchter direkt gegessen. Sie hat kaum mehr in der Ernährung, vielmehr aber als Hausmittel eine wachsende Bedeutung.

Vor allem in der Schweiz und in Österreich blickt man da auf eine jahrhundertealte Tradition zurück.

◑ Unsere Urgroßmütter schwärmten bereits von der Appenzeller Ländli Ziegenbutter. Man nannte sie zu allen Zeiten auch Caprisana. Der Name setzte sich aus den Worten »Capra« – die Ziege – und »Sanare« – heilen – zusammen.

◐ In Österreich wurde bereits zu Zeiten der Monarchie die Waldviertler Ziegenbutter als Heilmittel verkauft.

Deshalb ist Ziegenbutter so wertvoll

Schon Kleopatra kannte Ziegenmilch als Elixier für Gesundheit und Schönheit. Sie rieb sich mit Ziegenbutter jeden Morgen den ganzen Körper ein. Und der griechische Arzt Hippokrates schrieb über Ziegenmilch und Ziegenbutter viele Berichte. So weiß man heute, daß er älteren Menschen, die

Beinbeschwerden hatten, Ziegenbutter verordnete. Daraufhin benötigten manche der Patienten nach einiger Zeit keine Krücken mehr. Deshalb sprach man damals auch von einer »Wundersalbe«.

Im sechsten Jahrhundert gab es in manchen Klöstern in Italien und in Frankreich eigene Kuranstalten, in denen hauptsächlich mit Ziegenmolke und Ziegenbutter behandelt wurde.

Im Mittelalter waren die Mönche einiger Klöster im Schweizer Kanton Appenzell berühmt dafür, daß sie mit Ziegenbutter schwache Glieder, einen schwachen Rücken und Knochenschmerzen behandelten und heilten. Damals sprach man auch von der »wunderbaren Geiß-Schmalz-Salbe«. Die Mönche vermischten die Ziegenbutter mit einer Reihe von wertvollen Alpenkräutern, welche die Wirkung auf die Gelenke und die Gewebeteile noch verstärkten. Man weiß heute noch, welche Kräuter für das Ziegenbutter-Rezept verwendet wurden: Rosmarinöl, Thymianöl, Wacholderöl, Lärchenharz und Lorbeeröl.

Diese ätherischen Kräuteröle ergaben mit der Ziegenbutter eine ideale Harmonie für Heilzwecke.

Die eigentliche Wirkung der Ziegenbutter aber – das weiß man erst aus jüngsten Untersuchungen – beruht auf den folgenden intensiven Wirkstoffen:

◑ die Mineralstoffe Kalzium, Kalium, Magnesium, Natrium sowie die Spurenelemente Zink und Phosphor.

◐ Dazu kommen die Vitamine B 1, B 2, B 6, Cholin und Biotin,

◑ eine Reihe von Fermenten,

◐ die wertvolle rechtsdrehende Milchsäure,

◑ ein hoher Anteil an essentiellen und freien Aminosäuren,

◐ die Orotsäure sowie Zitronensäure,

◑ leicht absorbierbares Milchfett,

◐ Peptide, die durch eine spezielle Vergärung entstehen und die gemeinsam mit den bereits erwähnten freien Aminosäuren den Wasserhaushalt der menschlichen Haut regulieren können.

Das Wichtigste aber an der Zusammensetzung der Ziegenbutter ist der reiche Anteil an Fettsäuren. Er beträgt 84 Prozent. Und die bedeutendste dabei ist die aliphatische Carbonsäure.

Mit ihr hat es eine ganz bestimmte Bewandtnis: Die meisten antirheumatischen Pharma-Präparate bauen ihre Wirksamkeit ganau auf dieser Säure auf. Sie ist das Ausgangsmaterial bei der Herstellung der Medikamente.

Also ist die Wirkung der Rheumamittel von der Natur abgeschaut, und zwar von der Ziegenbutter.

Patientenstudien mit großartigen Ergebnissen

Nun ist es aber nicht so, daß auf der einen Seite in der Medizin die angesehenen Medikamente und auf der anderen etwa die belächelte Ziegenbutter zu finden ist. Erfahrene Rheumaspezialisten haben im Jahr 1981 die Caprisana-Butter-Salbe in einer stark frequentierten Klinik in Mülheim an der Ruhr getestet und erprobt.

Es gibt einen ausführlichen und beeindruckenden Erfahrungsbericht darüber von dem deutschen Chirurgen Dr. B. Becker, erschienen als Sonderdruck der »Therapiewoche« im selben Jahr.

Aus diesem Bericht geht hervor:

◑ Es wurden drei verschiedene Patientengruppen mit Ziegenbutter behandelt. Alle litten an Erkrankungen des rheumatischen Formenkreises.

◐ In der ersten Gruppe befanden sich 14 Patienten mit Weichteilrheumatismus bei degenerativen Veränderungen der Wirbelsäule.

◑ In der zweiten Gruppe waren 36 Patienten mit degenerativen Erkrankungen in den Kniegelenken.

◐ Und die dritte Gruppe bestand aus 20 Patienten mit Gelenkschmerzen nach Unfällen.

◑ Es handelte sich dabei um insgesamt 41 Männer und 29 Frauen im Alter zwischen 20 und 69 Jahren.

◐ Jeder Patient wurde 4 Wochen lang täglich 4mal mit jeweils 5 Gramm Ziegenbutter eingerieben. Während dieser Behandlung wurden keine anderen Medikamente und Salben angewendet.

◑ Es erfolgten regelmäßige medizinische Kontrollen und Befragungen.

◐ Die Anwendung der Ziegenbutter hatte bei allen Patienten Erfolg. Es kam ziemlich bald zu einem Nachlassen der Schmerzen, zu einer Verbesserung der Beweglichkeit und zu einem Rückgang von Schwellungen. Von den insgesamt 70 behandelten Patienten zeigte sich bei nur 11 Kranken eine mäßige, bei allen übrigen eine deutliche Besserung ihres Zustandes.

Die Voraussetzung der Wirkung von Ziegenbutter

Bei der Herstellung der Ziegenbutter nach dem heutigen Stand der Wissenschaft, verbunden mit den traditionellen Rezeptüberlieferungen, stellte sich heraus, daß gewisse Voraussetzungen für die optimale Wirksamkeit der Ziegenbutter gegeben sein müssen:

◑ Die Milch muß von Ziegen stammen, die auf natürlichen, freien Weideplätzen aufwachsen.

◐ Sie dürfen nicht mit Kraftfutter versorgt werden und dürfen keine Hormon-Zugaben bekommen.

◑ Die Wiesen, auf denen die Ziegen weiden, müssen biologisch-dynamisch versorgt werden.

Praktische Anwendung von Ziegenbutter

Wenn Sie unter rheumatischen Schmerzen leiden, an Arthrosen, Gicht, an krankhaften Veränderungen der Knochen, Gelenke und Bänder, wenn Sie Wirbelsäulenbeschwerden oder Kreuzschmerzen haben, wenn Sie Ihre Beine nach zu langer sportlicher Betätigung überanstrengt und sich einen Muskelkater zugezogen haben, dann massieren Sie sich 4mal täglich mit Ziegenbutter ein.

◐ Die klassische Ausführung ist die Caprisana-Ziegenbutter-Salbe mit Alpenkräutern.

◑ Es gibt aber auch in weiterer Folge spezielle Ziegenbutter-Präparate: Ziegenvollmilch-Shampoo, Ziegenvollmilch-Schönheitsbad, Ziegenmolke-Seife.

Sie können Ziegenbutter in Apotheken, Drogerien und Reformläden kaufen.

Auskünfte in der Bundesrepublik: Caprisana-Information, 7880 Bad Säckingen.

Auskünfte in Österreich: Biologische Ziegenmilchprodukte, A-3100 St. Pölten.

Auskünfte in der Schweiz: Caprisana-Information, CH-8580 Amriswil.

GESUNDHEIT

VON DEN WESPEN

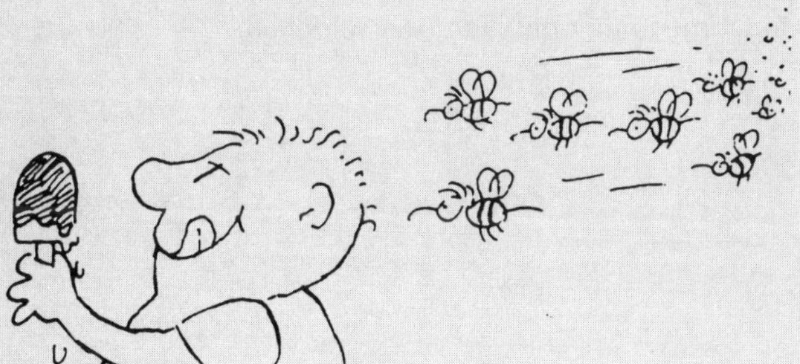

Erhard Dietl

Viele haben im Sommer einen Horror vor den Wespen, wenn sie bei einem Picknick im Freien oder einem gemütlichen Essen auf dem Balkon oder im Garten stören und dreist an den gebotenen Tafelfreuden mitnaschen und dabei mitunter höchst aggressiv werden. Ein Wespenstich ist nichts Ungefährliches. Kaum jemand weiß, daß die Medizin – im besonderen die Homöopathie – dieses Wespengift im Einsatz gegen Krankheiten nützt.

Und zwar wird das Sekret der Wespe gegen Beklemmungen in der Brust, und vor allem gegen die Basedowsche Krankheit mit Erfolg eingesetzt.

Gegen Brustbeklemmungen und Symptome bei Basedow gibt es in der Apotheke das homöopathische Mittel »Hausmanns Komplex Nr. 4«. Es enthält eine Kombination von Wespengift mit Pflanzentinkturen. Man nimmt 3mal am Tag 15 Tropfen in etwas Wasser. Sie sollten vor einer Einnahme immer mit dem Arzt sprechen.

GESUNDHEIT

VON DEN SCHAFEN

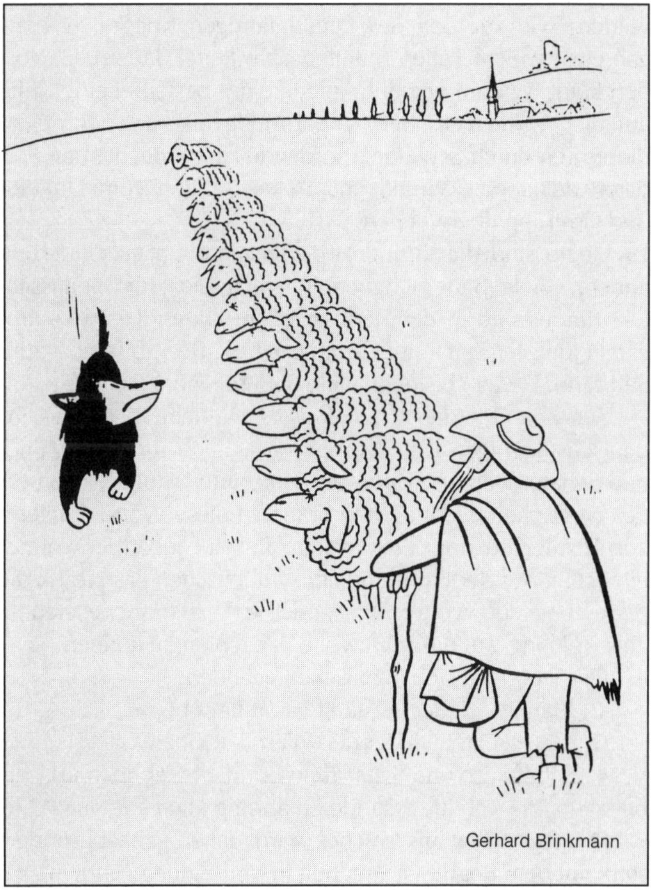

Das Schaf war jahrzehntelang in unseren Breiten ein Stiefkind der Landwirtschaft. Nach und nach kommt es wieder »in Mode«. Naturexperten begrüßen das sehr und sagen es ganz deutlich: Nur eine starke Vermehrung des Schafbestandes in Mitteleuropa kann große Teile der Natur vor der Versteppung retten. Wenn es nicht bald mehr Schafherden bei uns gibt, wird sich in den kommenden 20 Jahren ein Drittel unserer Kulturlandschaft stark verändern. Die Natur wird verwildern wie zur Zeit des Dreißigjährigen Krieges. Damals gab es in weiten Teilen Mitteleuropas keine Bauern. Es wurden keine Wiesen gemäht, keine Felder bestellt, keine Kühe auf die Weide getrieben. Die Landbevölkerung wurde zu dieser Zeit durch Seuchen, mordende Landsknechte und Soldaten dezimiert. Wiesen und Äcker wurden vom Unkraut und Gestrüpp überwuchert.

Heute sind die Gründe für die Landschaftsveränderung andere: Viele Bauern haben freiwillig die Höfe verlassen. Die Kinder sind in die Stadt gezogen. Dieser Trend kommt erst in jüngster Zeit – auf Grund des Öko-Bewußtseins – zum Stillstand. Dennoch stehen viele Bauerngehöfte verwaist.

Zur Zeit des deutschen Kaisers Wilhelm I. gab es im deutschsprachigen Mitteleuropa tatsächlich rund 30 Millionen Schafe. Damals waren die Tiere ihrer Wolle wegen für den Menschen wichtig. Man brauchte diese Wolle dringend zur Textilerzeugung. Darum kam fast auf jeden Einwohner ein Schaf. Mit der Erfindung der synthetischen Faser sank die Bedeutung der Wolle. Die moderne Textilbranche glaubte eine Zeitlang, auf die Schafwolle verzichten zu können.

Der Trend hat sich inzwischen geändert:

◐ Man ißt wieder verstärkt Lammfleisch.

◑ Man schätzt wieder den Wert der Schafwolle.

◐ Schafskäse und Schafsmilch sind wieder hoch im Kurs bei allen, die sich für gesunde Ernährung interessieren.

◑ Das Schaf als solches wird daher ganz besonders stark mit dem Begriff Gesundheit in Verbindung gebracht.

Schafwolle gegen Erkältungskrankheiten

Die Vorfahren des Hausschafes waren in den asiatischen Steppen und in Osteuropa zu Hause. Es waren vermutlich die Arkal-Schafe, die sich irgendwann mit Mufflons mischten. Die ältesten Funde, die auf Hausschafe hindeuten, stammen von 9000 vor Christi Geburt. Damit ist das Schaf das älteste Haustier, älter als Hund und Ziege. Anfangs wurden die Schafe ausschließlich als Schlachttiere gehalten. Erst in der Römerzeit verwertete man auch die Wolle des Schafes. Damals schon gab es Autoren, die von der Schafwolle als »Hort der Wärme und Gesundheit« sprachen.

Heute werden in Europa rund 125 Millionen Schafe gehalten, die meisten in Großbritannien, Frankreich, Italien und Irland. In der Bundesrepublik zählt man rund 1,8 Millionen Tiere. Weltweit werden derzeit rund 1 Milliarde Schafe gehalten.

Die Schafwolle wird in erster Linie für Strickware verwendet. Nur wenige – meist die Schafhalter selbst – schätzen auch die wertvolle gesundheitliche Bedeutung dieser Wolle.

Das Vermächtnis des Schäfers Ast

Zweifelsohne haben Schafbesitzer schon immer die Wolle als Hausmittel verwendet. Berühmt geworden damit ist der deutsche Schafhirte Heinrich Philipp Ast, der als »Schäfer Ast« in die Geschichte und in die Naturheilkunde einging. Er wurde 1848 in Gronau geboren und starb 1921 in Radbruch bei Lüneburg. Er zog sein Leben lang mit einer riesigen Schafherde durch die Lüneburger Heide, hatte aber sein zentrales Stammquartier in Radbruch, wo er auch eine Art Naturheilpraxis unterhielt. Von weit und breit kamen die Menschen zu ihm. Man sagte dem Schäfer Ast wunderbare Heilkräfte zu. Er verordnete den Kranken, die zu ihm kamen, vorwiegend Kräuter und – Schafwolle. Seine Teerezepte sind bei vielen Familien in der Lüneburger Heide heute noch bekannt. Ast war auch bekannt dafür, daß er sich viele Stunden Zeit nahm, um mit Patienten Gespräche zu führen.

Im Mittelpunkt vieler seiner Behandlungen aber gab es Therapien mit Schafwolle:

◐ Er verwendete nur frisch geschorene Wolle.

◑ Er reinigte die Wolle nur oberflächlich vom stärksten Schmutz, wusch sie aber nicht. Sie sollte möglichst natürlich direkt vom Körper des Schafes auf die Haut des Menschen kommen.

◐ Er behandelte damit Halsschmerzen, Angina, Kopfschmerzen, Gesichtsschmerzen, Gelenkbeschwerden, rheumatische Erkrankungen, Kreuzschmerzen, Wirbelsäulenprobleme und Magenbeschwerden.

Die Wirkung der Schafwolle

Der österreichische Arzt und Universitäts-Lektor Dr. Wolfgang Köstler ist nebenher auch Schafzüchter und hat sich daher eingehend mit dem Wert des Schafes für unsere Gesundheit befaßt. Er hat herausgefunden, daß die Wolle aus verschiedenen Gründen eine gesundheitliche Wirkung auf den Menschen ausübt:

◑ Sie spendet Wärme.

◐ Sie ist – in natürlichem, unverändertem Zustand – besonders locker, hat viele Lufträume und kann daher die Wärme besonders gut halten.

◑ Sie kann ideal Schweiß aufsaugen und damit auch Gifte aus dem Organismus aufnehmen.

◐ Und sie liefert der menschlichen Haut das natürliche Fett Lanolin.

◑ Alles zusammen übt einen positiven Einfluß auf Beschwerden und Erkältungskrankheiten aus.

Praktische Anwendung von Schafwolle

Besorgen Sie sich von einem Schafzüchter naturbelassene Wolle, am besten 3 bis 4 Kilo. Heben Sie die Wolle weder in Papier, noch in Kunststoffsäcken auf. Geben Sie sie in einen atmungsaktiven Jutesack. Bewahren Sie sie an einem luftigen Ort auf. Und dann setzen Sie sie fallweise für Ihre Gesundheit ein:

◑ Wenn Sie Halsschmerzen, Kopfschmerzen oder rheumatische Beschwerden an einem Körperteil haben, dann legen Sie sich die Wolle möglichst dick auf und binden Sie ein Woll- oder Leinentuch darüber.

◐ Lassen Sie die Wolle einige Stunden oder eine ganze Nacht lang einwirken.

◑ Nach Gebrauch können Sie die Wolle wieder verwenden. Sie müssen Sie allerdings einen Tag lang in die pralle Sonne legen, damit alle Krankheitskeime abgetötet werden und sich die Heilkraft der Wolle regeneriert.

◐ Sollte es notwendig sein, die Wolle zu waschen, dann verwenden Sie keine chemischen Mittel, sondern nur ganz milde Seife.

Es gibt so viele Möglichkeiten, die Schafwolle gegen Beschwerden in der Praxis einzusetzen:

◑ Wenn jemand ständig unter Magenbeschwerden leidet, die von einem schlecht durchbluteten Magen herrühren und ganz deutlich von einem eiskalten Bauch begleitet sind, sollte er tagsüber des öfteren Schafwolle unter dem Hemd auf dem Bauch tragen.

◐ Frauen, die oft an Migräne leiden, sollten sich eine Wollmütze anschaffen, die sie dann mit naturbelassener Schafwolle auslegen, so daß beim Tragen der Mütze ständig die Wolle auf die Kopfregionen einwirken kann.

◑ Wenn jemand an kalten Füßen leidet, sollte er sich Schafwolle in die Schuhe legen und nachts mit Schafwollsocken schlafen gehen.

◐ Außerdem beeinflußt es die Durchblutung des Körpers insgesamt positiv, wenn man im Winter auf Gesundheitsmatratzen schläft, die eine Liegeschicht mit Schafwolle aufweisen.

◑ Man weiß auch aus Untersuchungen erfahrener Sportmediziner: Schafwolle wirkt auch dann, wenn sie als Bekleidung verarbeitet ist, wärmehaltend, hitzespeichernd und temperaturausgleichend durch seine Luftkammern. Die Wolle begünstigt die Hautatmung. Sie saugt Luft und Atmungsfeuchtigkeit auf und stößt gleichzeitig tropfbare Atmungsflüssigkeit ab. Sie wirkt elektrostatisch, bleibt somit in ihrer elektrischen Aufladung gleich. Das bedeutet in der Praxis: Schafwolle hilft bei Sport und Wanderungen, Ermüdungserscheinungen zu bekämpfen. Außerdem regt die Wolle den Kreislauf an.

Ein Schaffell gegen Wundliegen

Das Schaffell steht heute bei uns wieder hoch im Kurs: Es wird vor allem als Sitzunterlage verwendet: im Auto, auf Sofas und Sitzgarnituren in Wohnungen. Man legt es auch auf den Boden auf und dekoriert Wände damit, um sie besonders gemütlich zu gestalten.

Als Mittel zur Gesundheit ist das Schaffell allerdings etwas in Vergessenheit geraten:

◐ Es wärmt den Rücken angenehm, wenn man unter rheumatischen Beschwerden leidet.

◑ Es speichert die notwendige Wärme, wenn man an einer Erkältungskrankheit leidet und sich in ein Schaffell einwickelt oder sich damit bedeckt.

◐ Vor allem aber hat es eine hervorragende Wirkung für Patienten, die über einen längeren Zeitraum im Bett sein müssen.

Schon die Krankenschwestern um die Jahrhundertwende wußten es: Wer auf einem Schaffell liegt, bei dem kann es zu keinem Wundliegen kommen. Durch das ständige Liegen und den dauernden Druck kommt es zu einer örtlichen Störung der Haut. Es kommt zu Rötungen, Blasenbildungen, Aufbrechen der Blasen und zur Entstehung von Geschwüren. Wichtig ist natürlich das Reinhalten der Haut, das Betupfen mit Alkohol, das Wechseln der Bettwäsche. Das Schaffell als Unterlage ist auf jeden Fall wesentlich wirkungsvoller als ein Luftring, ein Wasserkissen oder ein Wasserbett, lauter Maßnahmen, die man heute in Kliniken einsetzt.

Praktische Anwendung vom Schaffell

Kaufen Sie von einem Schafzüchter oder in einem Laden, der Tierfelle anbietet, einige Schaffelle.

◑ Legen Sie vorbeugend gegen rheumatische Beschwerden Ihr Bett unter dem Leintuch damit aus.

◐ Legen Sie es sich in den Rücken, wenn Sie erkältet sind, um sich rasch wieder aufzuwärmen.

◑ Und wenn Sie bettlägerig sind, dann bestehen Sie darauf, daß man Ihnen ein oder zwei Schaffelle unterlegt, damit Sie keine wunden Hautstellen bekommen.

Schafsmilch und Schafskäse stoppen frühzeitige Alterungsprozesse

Noch vor einigen Jahren, als in der Bundesrepublik die Zahl der Schafe wieder größer wurde, galten das Fleisch, die Milch und der Käse in erster Linie als beliebte Nahrung bei den Fremdarbeitern aus der Türkei, aus Jugoslawien und Griechenland. Das hat sich längst geändert. Gesundheitsbewußte Menschen sind längst zu Fans von Schaf-Produkten geworden. Und in Bio-Läden sind diese Nahrungsmittel sehr gefragt und dementsprechend auch gar nicht billig.

Aus ernährungswissenschaftlichen Untersuchungen der letzten Jahre weiß man, daß sämtliche eßbaren Produkte, die das Schaf liefert, im menschlichen Organismus gesundheitsfördernd sind:

◐ die Schafsmilch,
◑ der Schafskäse,
◐ das Schaf- oder Lammfleisch.

Die Schafsmilch ist ganz anders strukturiert als beispielsweise die Kuh- oder Ziegenmilch. Beobachtungen haben weltweit ergeben, daß es sicher kein Zufall ist, wenn Menschen mit den höchsten Lebenserwartungen in Gebieten unserer Erde wohnen, in denen man sich zum Großteil von Schafsmilch-Produkten ernährt.

Der gesundheitsfördernde Wert der Schafsmilch ist unbestritten: Sie macht vital, erhält unsere Zellen jung und stoppt den frühzeitigen Alterungsprozeß des Körpers.

Dieselben Aufgaben erfüllt auch der Schafskäse.

Die Wirkstoffe von Schafsmilch und Schafskäse

Und das sind die wesentlichen Inhaltsstoffe, die Schafskäse und Schafsmilch zu Lebenselixieren machen:

◑ Schafsmilch enthält große Mengen an Vitamin A, nämlich die doppelte Menge, die man in der Kuhmilch vorfindet. Daher fördert die Schafsmilch besonders die Aktivität unserer Sehorgane. Menschen, die sehr viel am Computer arbeiten, sollten regelmäßig Schafsmilch trinken oder Schafskäse essen. Für junge Leute bedeutet das Vitamin A eine Unterstützung des Wachstums. Für Frauen in den Wechseljahren kann die Schafsmilch von innen her die Schleimhäute kräftigen, damit sie nicht so leicht austrocknen.

◐ Schafsmilch und Schafskäse sind reich an Vitamin B 1,B2undB12.Dasheißt:WerregelmäßigSchafsmilchtrinktund -käse ißt, der tut etwas für die Nervenkraft, für die Körperenergie, für die Haut und für die Reifung der roten Blutkörperchen.

◑ Man hat in Schafsmilch und Schafskäse fünfmal soviel Vitamin PP wie in der Kuhmilch entdeckt, was sehr wichtig für die Funktionen unserer Atemvorgänge ist, aber auch für den Auf- und Abbau von Fetten.

◐ Wir finden in den Schafprodukten dreimal soviel Vitamin H zur Bildung von Reservestoffen im Körper,

◑ dreimal soviel Vitamin C zur Stärkung der körpereigenen Abwehrkräfte,

◐ aber auch reichlich hochwertige und leicht verdauliche Fette und Eiweißbausteine.

◑ Im Mittelpunkt von Schafsmilch, Schafskäse und auch Schaffleisch steht die Orotsäure, auch Vitamin B 13 genannt. Das Schaf hat einen konkurrenzlos hohen Gehalt an Orotsäure.

Diese Säure wurde erst relativ spät entdeckt. Und sie hat faszinierende Eigenschaften: Sie übt auf das Zellgewebe eine regenerierende Wirkung aus und schützt unsere Zellen vor äußeren Umweltangriffen ebenso wie vor den Angriffen körpereigener Gifte und Feindstoffe.

Damit aber bekommt die Orotsäure in Schafprodukten eine ganz besondere Bedeutung für die Altersforschung. Möglicherweise liegt das Geheimnis in der Orotsäure, daß Schafe nicht von Krebs befallen werden. Untersuchungen in dieser Richtung werden weltweit durchgeführt.

Tatsache jedenfalls ist:

◐ Das Schaf hat in seinem Fleisch, in seiner Milch und in der Folge auch im Käse den höchsten Anteil an Orotsäure, den man jemals bei einem Lebewesen entdeckt hat.

◑ Nämlich 4mal soviel Orotsäure wie die Kuhmilch beinhaltet,

◐ 6mal soviel wie in der Ziegenmilch

◑ und 60mal soviel wie in der Muttermilch des Menschen enthalten ist.

Diese Abwehrkraft gegen zellzerstörende Faktoren, zu denen ja auch der Krebs zählt, wird zusätzlich noch unterstützt. Neben der Orotsäure findet man in der Schafsmilch und im Schafskäse auch noch das Vitamin B 17, in der Medizin als »Amygdalin« bezeichnet.

Und so wirken Schafsmilch und Schafskäse

Die meisten von uns essen Schafskäse, weil er ihnen schmeckt. Man sollte ihn bewußter genießen wie eine wohlschmeckende Medizin. Und so wirken die wertvollen Inhaltsstoffe:

◐ Die Orotsäure – mit dem Hauptwirkstoff Uracil – baut das lebenswichtige Eiweiß des Zellkerns auf. Das kommt einer Zellregenerierung gleich.

◑ Ablagerungen im Körper, die den Altersvorgang beschleunigen und auch vielfach als »Alterschlacke« bezeichnet werden, werden durch regelmäßigen Genuß von Schafsprodukten besser abgebaut.

◐ Die gesamte Abwehrkraft des Organismus wird deutlich gestärkt. Viele Wissenschaftler behaupten eindeutig: auch gegen Krebsanfälligkeit, was aber niemals zu dem irreführenden Schluß führen darf, daß Schafsprodukte gegen Krebs heilend helfen können. Davon darf keine Rede sein. Aber der Konsum von Schafsmilch und Schafskäse soll ja eben grundsätzlich vorbeugenden Charakter haben.

Zu den wertvollen Inhaltsstoffen kommt noch die Tatsache, daß Schafskäse vor allem leicht verdaulich ist, daß er einen geringen Fettgehalt aufweist und daß er ohne chemische Zusätze hergestellt wird.

Ernährungwissenschaftler raten, daß Menschen ab dem 40. Lebensjahr regelmäßig Schafskäse oder Schafsmilch konsumieren sollten, um sich länger jung und vital zu erhalten und einer Reihe von Altersverschleißerscheinungen entgegenwirken zu können.

Hochinteressant sind jüngste Ergebnisse von Untersuchungen am Milchwissenschaftlichen Institut der Universität München in Weihenstephan. Aus ihnen geht hervor, daß es in der Schafsmilch allem Anschein nach eine Reihe von »antiviral wirkenden Stoffen« gibt.

Es hat sich herausgestellt, daß sich durch regelmäßigen Genuß von Schafsmilch beispielsweise Erkältungskrankheiten, aber auch die Virus-Hepatitis erfolgreich bekämpfen lassen.

Der österreichische Arzt Dr. Wolfgang Köstler berichtet in einer medizinischen Arbeit, daß heutzutage schon viele Ärzte krebsanfälligen Patienten den reichlichen und regelmäßigen Genuß von Schafsprodukten anraten, weil die Wirkung der Orotsäure aufhorchen läßt. Das überzeugende, praktische Beispiel dazu: Große internationale Pharmafirmen stellen in jüngster Zeit aus der Milz, der Leber und dem Herz von Schafen Extrakte her, aus denen in der Folge wirksame Medikamente gegen bösartige Tumorerkrankungen produziert werden.

Praktische Anwendung von Schafsmilch und Schafskäse

Fragen Sie bei Ihrem nächsten Schafzüchter oder im nächsten Reform- oder Bioladen nach Schafsmilch, Schafsjoghurt oder Schafskäse.

Oder kaufen Sie regelmäßig Schafskäse in Ihrem Lebensmittelgeschäft. Ziehen Sie Schafsprodukte aus biologischem Landbau vor.

◑ Ein Erwachsener sollte ab dem 40. Lebensjahr zur Steigerung der Vitalität und Abwehrkraft zweimal die Woche 150 Gramm Schafskäse essen oder ½ Liter Schafsmilch trinken.

◐ Ganz besonders schmackhaft und wirksam wird Schafskäse im Organismus, wenn man ganz bestimmte Produkte dazu genießt. Etwa: Vollkornbrot, kaltgepreßtes Olivenöl, Weizenkeimöl, Zwiebel, Blattspinat und Basilikum-Kraut.

Im Interesse der Gesundheit muß man über den Umgang mit Schafsmilch und Schafskäse wissen:

◑ Bewahren Sie Schafsprodukte für längere Zeit nicht in Kunststoffbehältern auf.

◐ Wenn man mit Schafsmilch kocht, muß man etwas Wasser beifügen.

◑ Untersuchungen an der Universität Bonn im Jahr 1977 haben ergeben, daß beim Einfrieren von Schafsmilch keine Wertstoffe verlorengehen.

Rezepte mit Schafsmilch

Rohe Frischmilch kommt im Geschmack der Sahne der Kuhmilch gleich. Wenn Sie Schafsmilch dem Kaffee oder Tee beigeben, müssen Sie wie mit Kondensmilch damit umgehen. Rohe Schafsmilch eignet sich aber auch ideal als Beigabe zu Fleischsoßen und zur Herstellung von Kräutersoßen.

Kräutersoße

5 EL Schafsmilch werden mit Salz, einigen Tropfen Zitronensaft und ganz wenig Distelöl verrührt. Dann gießen Sie das Ganze in den Mixer und geben 5 bis 7 EL Dillkraut, Petersilie, Basilikum oder Schnittlauch dazu. Das Ganze wird gemixt.

Rohe Tomatensoße

Vierteln Sie 7 Tomaten und geben Sie diese in den Mixer. Dazu kommen etwas Salz, etwas kaltgepreßtes Olivenöl, 2 EL Basilikum und 2 EL Petersilie, 1 EL gehackte Zwiebel, 7 EL Schafsmilch. Alles im Mixer zerkleinern und mischen. Vor dem Servieren 2 Minuten mit der Hand schlagen und rühren.

Rezepte mit Schafskäse

Original Griechischer Bauernsalat

Rezept für 4 Personen:

8 große Tomaten vierteln. 1 Salatgurke in Räder schneiden. 2 mittelgroße Zwiebeln in feine Ringe schneiden. 90 Gramm schwarze Oliven und 30 Gramm Anchovisfilets (Dose) zerkleinern und mit dem Gemüse sowie 200 Gramm Schafskäse mischen. Mit Marinande übergießen: 1/8 Liter kaltgepreßtes Olivenöl, Saft von 1 Zitrone, etwas Salz, Pfeffer, Majoran. Dazu je 1 Schnitte Vollkornbrot.

Schafskäse mit Früchten

Rezept für 4 Personen:

100 Gramm Schafskäse in kleine Würfel schneiden. Dann 2 große geschälte Äpfel und 1 große geschälte Birne – ebenfalls in kleinen Würfeln – dazugeben. 100 Gramm in Streifen geschnittene rohe Sellerie – mit Zitronensaft beträufelt – ebenfalls dazugeben. 60 Gramm gehackte Nüsse darunterrühren und mit 1/4 Liter Joghurt vermischt servieren.

Wenn Sie gerne Schafsmilch oder Schafsjoghurt trinken und wenn Sie ein Schafskäse-Fan sind, dann sollten Sie diese Produkte regelmäßig in Ihren Speiseplan einbauen.

Schafsmilch in der Kosmetik

Neuerdings befassen sich auch Hautärzte und Kosmetikfachleute mit der positiven Wirkung der Schafsmilch auf die menschliche Haut. Schafsmilch-Kosmetik ist im Kommen. Es hat sich gezeigt, daß die Orotsäure auch von außen her imstande ist, unsere Haut jünger zu erhalten und gegen negative Einflüsse von außen zu schützen. Dazu kommt noch, daß die Zusammensetzung der Schafsmilch dem natürlichen Säuremantel der menschlichen Haut entspricht. Besondere Untersuchungen auf diesem Gebiet werden in Österreich durchgeführt. Es gibt bereits im Kosmetikfachhandel Produkte aus Schafsmilch: Tag- und Nachtcremes, Reinigungsmilch und Körpermilch.

Auskünfte: Schafsmilch-Kosmetik-Zentrum AINA, A-3040 Neulengbach, Haag 5.

Gesundheitsaspekte für Lammfleisch

Wer Lammfleisch gerne ißt, sollte zumindest einmal in der Woche eine Mahlzeit mit Lammfleisch essen. Im Rahmen einer gesunden Ernährung gilt heute das Lammfleisch als das gesündeste und bekömmlichste aller angebotenen Fleischsorten. Die Erklärung dafür ist überzeugend:

◐ Das Lammfleisch weist einen hohen Vitamingehalt auf.

◑ Es liefert – wie Milch und Käse – die wertvolle und schützende Orotsäure.

◐ Lämmer können nicht gemästet werden. Sie müssen, um gesund zu bleiben, in freier Natur grasen. Daher ist Lammfleisch das Fleisch von »glücklichen Tieren« ohne Zugaben von chemischen Zusätzen. Es ist besonders leicht verdaulich und mager, da sich das sichtbare Fett leicht in der Küche entfernen läßt.

GESUNDHEIT

VON DEN LÄUSEN

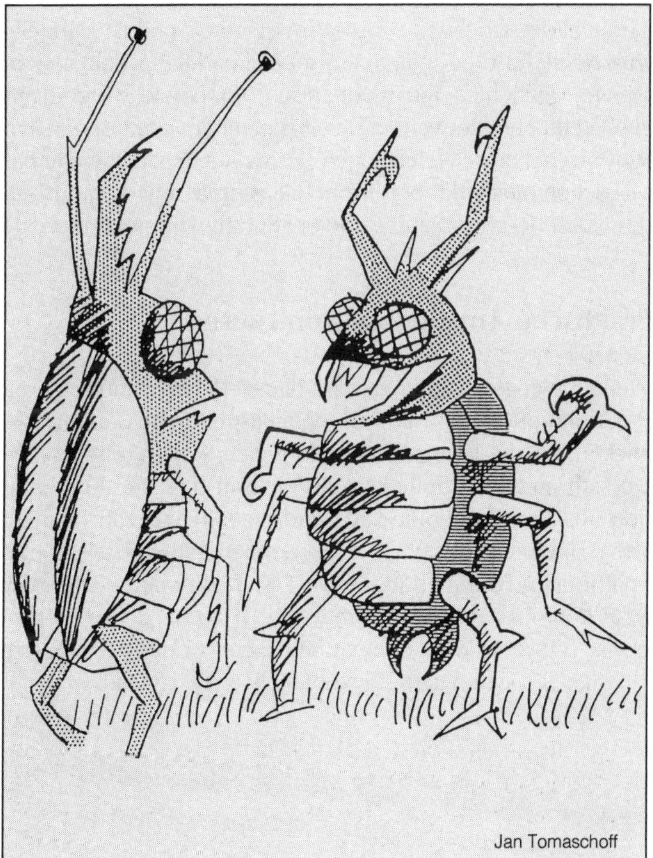

Jan Tomaschoff

Egal, ob Läusearten im Tierfell, in Menschenhaaren oder auf den Stämmen, Ästen und Blättern von Pflanzen und Bäumen leben: Sie haben an sich kein sehr positives Image, wenngleich sie in der Natur sehr oft wichtige Aufgaben übernehmen. Kaum aber jemand denkt daran, daß Läuse auch ganz gezielt unsere Gesundheit beeinflussen und in der Medizin Verwendung finden.

Es handelt sich dabei um eine ganz bestimmte Läuseart: nämlich die Cochenille-Laus. Es ist eine Schildlausart. Sie wird heute für die Medizin auf speziellen Kaktusplantagen in Mexiko gezüchtet. Für medizinische Präparate werden nur die Weibchen verwendet, weil sie einen ganz speziellen Stoff produzieren, welcher sich positiv auf die Atemwege des Menschen auswirkt bei Bronchialasthma, bei Erkältungen des Nasen-Rachen-Raums und bei Stimmbandproblemen.

Praktische Anwendung von Läusen

Wenn Sie gegen Erkältungen im Nasen-Rachen-Raum, gegen Pseudokrupp, Reizhusten, Bronchialasthma und Stimmbandaffektionen mit Homöopathie vorgehen wollen, dann holen Sie sich aus der Apotheke ein Präparat, das eine Kombination aus der Cochenille-Laus und einer Reihe von pflanzlichen Tinkturen darstellt. Sie bekommen es unter der homöopathischen Bezeichnung »Roth's RKT Infirmarius Tropfen«. Man nimmt davon 4- bis 5mal täglich 20 bis 25 Tropfen in etwas Wasser oder auf einem Stück Zucker und läßt sowohl Flüssigkeit als auch den Zucker lange Zeit im Mund.

GESUNDHEIT

VOM HIRSCH

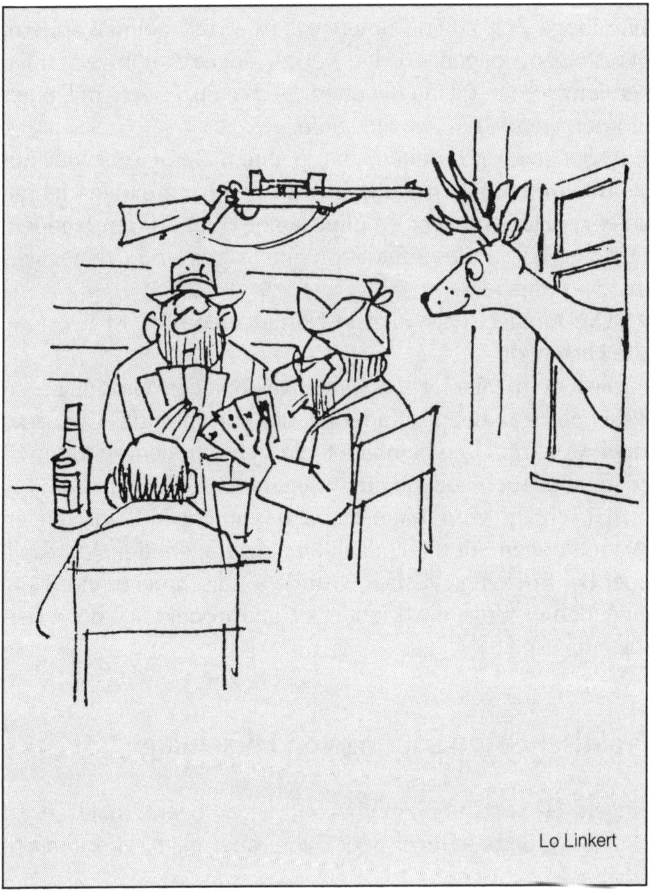

Auch der Hirsch spielt für die Gesundheit des Menschen eine bedeutende Rolle. Er liefert uns nämlich ein uraltes, ganz einfaches Hausmittel, und zwar mit einer verblüffenden Wirkung.

Hirschtalg gegen wunde Füße

Wer lange Zeit zu Fuß unterwegs ist – also beim Wandern, Bergsteigen, Joggen – oder wer zu enges Schuhwerk trägt, der leidet sehr oft an wunden, geröteten Füßen mit einer schmerzenden, rissigen Fußsohle.

Aber auch Menschen, die in ihrem Beruf sehr viel mit Steinen und Sand zu tun haben, klagen nach einigen Jahren unter rissiger und sehr empfindsamer Haut an den Händen. Mancher hat in dieser Situation alle Salben und Cremes versucht – vergebens.

Das einzige, was auch in Extremfällen hilft, ist der gute, alte Hirschtalg.

Seit dem Mittelalter kennt man ihn. Die Grundlage zu dieser Salbe bildet das Kammfett des Hirsches, das ganz spezielle Fette und Öle beinhaltet, die sich schonend und schützend, aber auch heilend auf unsere Haut auswirken.

Hirschtalg wird hauptsächlich vorbeugend vor langen Wanderungen auf die Fußsohlen aufgetragen, bei Wundsein oder bei trockener, rissiger, wunder und schmerzender Haut eingerieben. Es ist ein wichtiges Naturprodukt aus dem Tierreich für die Fußpflege.

Praktische Anwendung von Hirschtalg

Fragen Sie in Ihrer Apotheke oder Drogerie nach einer Hirschtalg-Salbe (Tiegel oder Tube) oder nach einer Hirschtalgmasse.

Hirschgeweih für die Manneskraft

Während in unseren Breiten seit erdenklichen Zeiten das Geweih des Hirsches zumeist als Wandschmuck in der Wohnung eines Waidmannes zu finden ist, gilt es vor allem in Asien als Basis für ein wertvolles und angeblich sehr wirkungsvolles Potenzmittel. In alten Büchern kann man darüber die aufregendsten Geschichten lesen.

Das hat sowjetischen Wissenschaftlern keine Ruhe gelassen. Mediziner in Wladiwostock testeten an mehreren hundert Männern ein Extrakt, das sie aus den Frühlings-Geweihen sibirischer Sika-Hirsche gewonnen hatten.

Das Ergebnis war faszinierend:

◑ Bei allen Männern wurde ein erstaunliches Ansteigen der Potenz festgestellt.

◐ Die Potenz hielt über einen langen Zeitraum an.

◑ Die Partnerinnen der Männer gaben an, daß nicht nur die Manneskraft, sondern auch die sexuelle Zärtlichkeit zugenommen hatte.

Die Ärzte konnten bisher nicht herausfinden, welche Substanzen im Hirschgeweih den männlichen Sex so anheizen. Den Grund dafür wollen die meisten Männer auch gar nicht wissen. Daher wird in der Sowjetunion bereits aus den Hirschgeweihen ein Stärkungsmittel zur Hebung der Potenz hergestellt. In den sowjetischen Apotheken ist es in kurzer Zeit ein Verkaufshit geworden.

Praktische Anwendung des Hirschgeweihs

Das Potenzmittel aus dem Hirschgeweih trägt den Namen Pantokrin und wird in allen sowjetischen Apotheken vertrieben. Es kann über internationale Apotheken bestellt werden. Man nimmt davon 3mal am Tag 10 bis 15 Tropfen in etwas Wasser.

GESUNDHEIT

VON DEN RINDERN

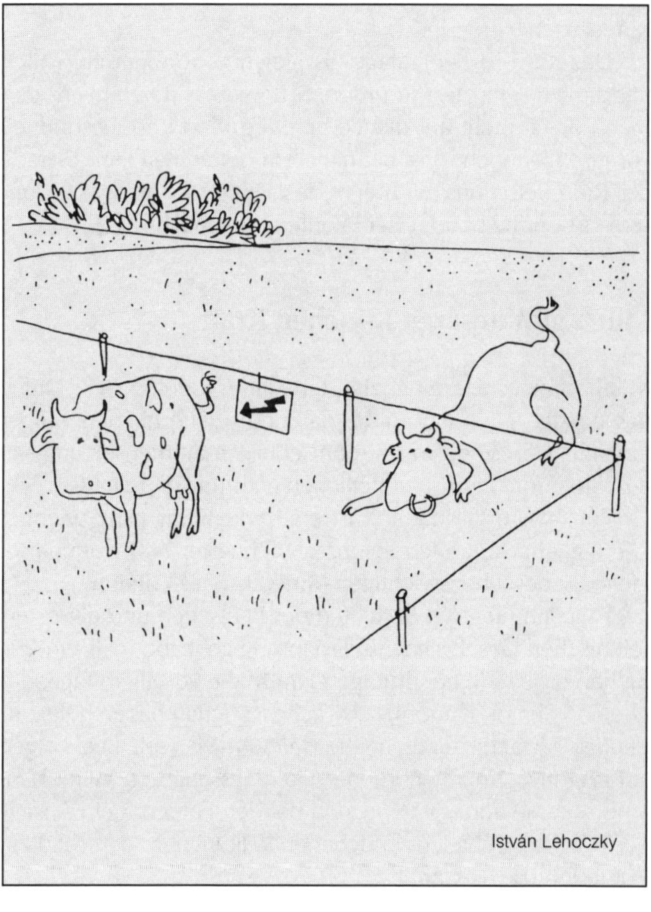

Das Rind ist als Nutztier aus unserem Leben nicht mehr wegzudenken. 3000 vor Christi Geburt gab es nachweislich die ersten Rinder. Es kam bereits als gezähmtes Nutztier aus dem Vorderen Orient in unsere Gegend. Erste schriftliche Überlieferungen über Rinderzucht findet man aus dem 9. und 10. Jahrhundert in Schweizer Klöstern. Im 14. Jahrhundert gab es einen regen Tauschhandel mit Rindern. Aber erst im 19. Jahrhundert entstanden gesetzliche Bestimmungen über die Rinderzucht.

Das Rind ist heutzutage als Lieferant von Fleisch, Milch und Leder derart fest in unserem Bewußtsein verankert, daß man vorerst nicht auf die Verbindung Rind und Gesundheit kommt. Dennoch ist es bei näherem Betrachten klar: Gerade das Rind liefert uns auf breiter Basis eine Menge, was für unsere Gesundheit und unser Wohlergehen wichtig ist.

Milch gibt unseren Knochen Kraft

Milch ist eines der reichhaltigsten Naturprodukte. Sie ist auch das einzige Nahrungsmittel, das dem menschlichen Körper fast alle Nährstoffe in harmonischer Zusammensetzung liefert. Sie dürfte in unserer täglichen Nahrung nicht fehlen.

Für unsere Gesundheit ist eine Erkenntnis ganz wichtig: Die tägliche Kuhmilch ist unser wichtigster und wertvollster Lieferant des lebenswichtigen Mineralstoffes Calcium.

Aus den jüngsten Berichten der deutschen und der österreichischen Gesellschaft für Ernährung geht abermals eindeutig hervor, daß in beunruhigendem Maße vor allem Jugendliche und Senioren enorm schwache Knochen haben. Die eindeutige Ursache dafür heißt: Calcium-Mangel. Die Folgen sind häufige Knochenbrüche, Haltungsschäden, Wirbelsäulenprobleme und – vorwiegend bei den Frauen – ein Ansteigen der gefürchteten Knochenentkalkung, in der Medizin »Osteoporose« genannt.

Das Hauptproblem dieser bedenklichen Situation ist wissenschaftlich nachweisbar und wurde bereits mehrmals von führenden Universitäten aufgezeigt: Kinder und Erwachsene, vor allem Senioren, trinken immer weniger Milch.

Die Frage ist nun? Wieviel Calcium braucht der Mensch?

Ein Erwachsener muß pro Tag für seine Gesundheit und für seinen kräftigen Knochenbau 800 Milligramm dieses Mineralstoffes zugeführt bekommen. Diesen lebensnotwendigen Bedarf deckt genau ein Dreiviertelliter Milch:

◐ Junge Leute brauchen diese Calcium-Menge und mitunter noch mehr, um ihre Knochen unter optimalen Bedingungen aufzubauen.

◑ Erwachsene in mittleren Jahren brauchen diese Menge, um ihre Knochen gesund zu erhalten und um Degenerationen des Skeletts vorzubeugen.

◐ Ältere Menschen brauchen diese Menge, um die Festigkeit ihrer Knochen bis ins hohe Alter zu erhalten und um sich einen aufrechten Gang zu bewahren.

Zusätzlich erfüllt das Calcium aus der Milch noch weitere wichtige Funktionen in unserem Organismus:

◑ Es ist am Aufbau der Zähne beteiligt.

◐ Es steuert die notwendige Erregung von Muskeln und Nerven.

◑ Es reguliert die Blutgerinnung.

◐ Es beeinflußt positiv die Durchblutung.

◑ Es kann depressiven Stimmungen vorbeugen.

◐ Es unterbindet gefährliche Streßfolgen.

Jeder hat die Möglichkeit, sich über die Milch entsprechend mit Calcium zu versorgen. Milch, aber auch Milchprodukte wie Butter, Quark, Joghurt, Buttermilch, Sauermilch und Käse stehen zur Auswahl. Speziell für die älteren Menschen sind Sauer- und Buttermilch wichtig. Denn gerade bei den Senioren findet man häufig eine Frischmilch-Unverträglichkeit. Das hängt in erster Linie mit dem enzymatischen Abbau des in der Milch vorhandenen Milchzuckers zusammen. Im Alter kann es nämlich zu einem Mangel an dem milchzuckerspaltenden Enzym Laktase kommen. Wenn jemand unter so einer Frischmilch-Unverträglichkeit leidet, so gibt es für ihn eine ganz einfache Lösung: Er steigt auf Sauermilch oder andere milchsaure Produkte um. Diese werden vertragen, da durch die Säuerung der Milch bereits ein Teil des Milchzuckers zu Milchsäure umgewandelt wurde.

Man darf aber die Milch nicht nur aus dem Blickfeld des Calciums sehen. Das wäre gerade in Sachen Gesundheit einseitig. Mit der Milch nimmt unser Körper zudem viele andere lebenswichtige Substanzen auf, die uns bewußt sein sollten:

◑ Das Milcheiweiß ist so besonders wertvoll, weil es qualitativ enorm hochwertig ist, so daß es zu 95 Prozent vom Organismus verwertet werden kann. Es aktiviert eine Reihe von Stoffwechselvorgängen und steuert zahlreiche Enzyme.

◐ Das Milchfett hat den Vorteil, daß es – im Gegensatz zu vielen anderen tierischen Fetten – besonders leicht verdaulich ist und vom Körper restlos verarbeitet werden kann.

◑ Der Milchzucker hilft entscheidend, die Darmflora aufzubauen, zu erhalten und zu schützen. Milchzucker ist ja auch an der Bildung der wichtigen Milchsäure beteiligt.

◐ Die Milch ist reich an Vitaminen. Sie enthält A, B 1, B 2, B 6, B 12 sowie C, D, K und E. Gerade die Kombination all dieser Vitamine – so haben ernährungswissenschaftliche Untersuchungen ergeben – macht die Milch zu einem Spitzen-Energiespender.

◑ Neben dem Mineralstoff Calcium enthält die Milch aber noch andere wichtige Mineralstoffe und Spurenelemente: Magnesium für Herz, Kreislauf und Nerven sowie für die Verdauung. Außerdem Natrium für die Regulierung des Wasserhaushaltes im Körper. Zink für die Immunkraft, die Bauchspeicheldrüse und die Haut, Eisen fürs Blut, Jod für unsere Schilddrüse, Phosphor für Muskeln und Gehirn, Mangan fürs Blut, für die Leber und für die Gehirnzellen sowie Chlorid für die Magensäure.

Milch schützt uns vor Umweltgiften

Nach der Atomreaktor-Katastrophe von Tschernobyl kam die Milch einige Zeit ins Gerede. Viele wagten es auf Grund der radioaktiven Belastung nicht, Milch zu trinken. Inzwischen ist die Milch wieder unbelastet. Doch die ganze Katastrophe rund um Tschernobyl hat Wissenschaftler veranlaßt, in Ost und West die Milch noch mehr in Augenschein zu nehmen. Und dabei ist eine für uns sehr wesentliche Information zutage gekommen: Die Milch – täglich getrunken – kann für jeden von uns mit der Kombination ihrer Vitalstoffe zu einem interessanten Schutz vor radioaktiver Strahlung und vor Umweltgiften wie Blei und Cadmium werden.

Universitätsprofessor Dr. Michael Kunze, Vorstand des Instituts für Sozialmedizin an der Universität Wien, hat herausgefunden, und Prof. Dr. Jeffrey Bland vom Linus-Pauling-Ernährungsforschungsinstitut in Washington State, USA, kam zu dem gleichen Ergebnis:

◐ Die Einlagerung von einer Reihe von Umweltgiften kann durch reichlich Vitamin C verhindert werden. Vitamin C stärkt die Flüssigkeit in unseren Zellen und fördert die Eisenaufnahme. Eisen wieder verhindert die Blei- und Cadmiumaufnahme. Außerdem kann Vitamin C mit Blei eine spezielle Verbindung eingehen, die der Organismus leichter ausscheidet.

◑ Vitamin E und A gemeinsam mit dem Vitamin C stärken unsere Zellen gegen zahlreiche Umweltaggressionen.

◐ Und wenn unsere Knochen mit genügend Calcium angereichert sind, dann nehmen Sie aus der Umwelt keine belastenden Gifte auf. Ein optimal mit Calcium versorgter Knochenbau ist sozusagen »satt«, läßt keine gefährlichen Stoffe in seine Struktur.

Das bedeutet aber: Milch liefert reichlich Calcium, Vitamin A, E und C. Damit wird es zu einem Schutz vor eindringenden Umweltgiften. Auch daran sollte man denken.

Jeder, der nun aus gesundheitlichen Gründen zur Milch greift, fragt nun: Ist die pasteurisierte Milch aus der Molkerei gesund? Sind darin auch die lebenswichtigen Substanzen enthalten?

Enthalten sind Vitamine, Mineralstoffe und Spurenelemente. Niemand braucht Sorge haben, daß durch die Bearbeitung in der Molkerei die Milch wertlos oder weniger gesundheitsfördernd ist. Allerdings ist es erwiesen, daß die unbehandelte, frischgemolkene Milch vom Bauernhof durch ihre unveränderte, natürliche Zusammensetzung ganz besonders ideal vom menschlichen Organismus aufgenommen wird. Wer also im Alltag oder im Urlaub die Gelegenheit hat, sich von einem Bauern Milch direkt zu besorgen, der sollte das nützen. Allerdings sollte man sich zuvor von den hygienischen Bedingungen am Hof überzeugen.

Im Interesse der Gesundheit ist es auch sehr wichtig, wie die Milch nach dem Kauf zu Hause behandelt wird, denn Milch und Milchprodukte sind leicht verderblich. Lassen Sie Milch niemals offen stehen. Sie nimmt leicht Fremdgerüche an. Schützen Sie Milch vor Wärme. Bewahren Sie sie am besten im Kühlschrank auf, aber nicht im Gefrierfach. Setzen Sie sie auch niemals lange dem Tageslicht aus, und schon gar nicht dem Neonlicht.

Durch diese Lichteinwirkungen werden sehr rasch wertvolle Vitamine zerstört.

Praktische Anwendung von Milch

◑ Nehmen Sie nach Möglichkeit täglich einen Dreivierteliter Milch zu sich.

◐ Oder kombinieren Sie die Aufnahme mit verschiedenen Milchprodukten.

◑ Versuchen Sie, Zug um Zug Ihre Alkohol-Bar zu Hause in eine Milch-Bar unzufunktionieren.

Rezepte mit Milch

Honigmilch für Nerven und Schlaf

Wenn Sie abends nervös sind und nicht einschlafen können oder wenn Sie leichte Halsschmerzen verspüren: ¼ Liter Milch warmmachen, 2 bis 3 Eßlöffel Bienenhonig einrühren, in langsamen, kleinen Schlucken trinken.

Heidelbeermilch zur Magenberuhigung

¼ Liter Milch wird mit 120 Gramm zerdrückten Heidelbeeren (frisch oder tiefgekühlt), mit 3 Eßlöffel Honig und etwas Zitronensaft gemixt.

Melissenmilch gegen Erkältungskrankheiten

¼ Liter Milch wird heißgemacht. Dazu kommen 2 bis 3 Teelöffel Klosterfrau Melissengeist. In langsamen, kleinen Schlucken trinken und dann zu Bett gehen.

Bananenmilch gegen schlechte Laune

¼ Liter Milch wird mit 1½ Bananen, 1 Eigelb, 1 Eßlöffel Honig, etwas Zitronensaft, Zimt, Vanillezucker und Rum gemixt.

Rezepte mit Buttermilch

Tomaten-Buttermilch gegen Verstopfung

¼ Liter Buttermilch mit ⅛ Tomatensaft, 1 Teelöffel Ketchup, etwas Worcestersoße, 1 Eßlöffel gehackte frische Kräuter (Petersilie, Dill, Basilikum), etwas Knoblauchpulver, Salz, Pfeffer und Honig mixen.

Kräuter-Buttermilch zum Fitwerden

¼ Liter Buttermilch wird im Mixer mit frischen Kräutern (Dill, Schnittlauch, Sauerampfer, Borretsch, Pimpernelle, Kerbel, Petersilie, Estragon und Kresse zu gleichen Teilen) und mit etwas Zitronensaft, Pfeffer und Muskat im Mixer vermischt.

Gurken-Cocktail für schöne Haut

¼ Liter Buttermilch, ½ Salatgurke in Scheiben, 1 Eßlöffel gehackten Dill, etwas Pfeffer, Salz, 1 kleine Zwiebel und 1 Knoblauchzehe im Mixer mixen.

Anstelle von Buttermilch kann bei allen Rezepten auch Sauermilch verwendet werden.

Milchschnitte gegen Karies

Da nicht jedes Kind mit Begeisterung Milch trinkt und nicht alle Kinder Gelegenheit haben, in der Schule im Rahmen einer Milchaktion regelmäßig damit versorgt zu werden, haben Ernährungswissenschaftler auf internationaler Basis die Milchschnitte als ideale Zwischenmahlzeit entwickelt, die allen Anforderungen einer gesunden Ernährung entspricht: Sie liefert das lebensnotwendige Calcium und all die anderen Wertstoffe der Milch, denn der Hauptbestandteil der Milchschnitte ist frische Vollmilch. Die Milchschnitte liefert aber auch Ballaststoffe, schmeckt süß und verhindert im Vergleich zu anderen Süßigkeiten für zwischendurch Karies. Das haben jüngste Untersuchungen in der Bundesrepublik und in Österreich ergeben. Normale Süßigkeiten – wie etwa Schoko- und Nußriegel – lassen den ph-Wert des Speichels in den kariesgefährdenden Bereich sinken. Beim Verzehr der Milchschnitte wird dieser Abfall durch ein Pufferwirkung gestoppt.

Die Milchschnitte wird gemeinsam mit allen anderen Milchprodukten im Lebensmittelladen angeboten und ist bei Kindern sehr beliebt.

Butter fördert die Gehirnarbeit

Seit vielen Jahren tobt zwischen Ernährungswissenschaftlern ein Kampf um die Frage: Ist Butter gesund oder ungesund?

Es scheint sich nun allmählich eine These herauszukristallisieren, die einem natürlich lebenden Menschen einleuchtend erscheint: Butter ist ein reines Naturprodukt, auf der gesunden Milch basierend. Die beste Alternative zur Butter ist daher: weniger Butter. Es ist eben, wie in so vielen Dingen, die Mäßigkeit der richtige Weg zur Gesundheit.

Sie sollten wissen, welche wertvollen Substanzen uns die Butter liefert:

◑ Hochwertiges Eiweiß,

◐ Lecithin für die Arbeit des Gehirns,

◑ Vitamin A und das Provitamin A Karotin

◐ das zellschützende, jungerhaltende Vitamin E,

◑ die Vitamine B 1 und B 2 für Nerven, Haut, Augen und Gesamtenergie.

Von der Butter zum geheimnisvollen »Ghee«

Butter galt in der Vergangenheit in Asien als Heilmittel. Es gibt heute noch Menschen, die mit Butter gegen eine Reihe von Krankheiten vorgehen. Die Inder beließen die Butter aber nicht so, wie sie gegessen wurde. So stellte und stellt man Ghee her:

◐ Die Butter wird bei mittlerer Hitze erwärmt.

◑ Der Schaum, der dabei entsteht, wird mehrmals abgeschöpft.

◐ Dann läßt man die Substanz abkühlen.

◑ Schließlich zieht man das Häutchen ab, das sich gebildet hat.

◐ Jetzt seiht man die Flüssigkeit durch ein feines Sieb, und zwar sehr langsam, damit Bodensatz zurückbleibt. Dadurch hat man alle festen Bestandteile entfernt.

◑ Das so entstandende Heilmittel Ghee kann nun nicht mehr ranzig werden. Ghee hält sich bis zu 100 Jahre.

Ghee schmeckt süß und wirkt am besten, wenn er aus Kuhmilch hergestellt wurde:

Er soll – regelmäßig in kleinsten Mengen eingenommen –

◐ die Verdauung fördern,

◑ die Samenbildung des Mannes verstärken,

◐ die Selbstsicherheit eines Menschen festigen,

◑ die Sehkraft fördern,

◐ den Körper stärken, der durch Umweltgifte bedroht wird.

◑ Ghee stärkt das Gehirn und die Konzentration,

◐ hilft gegen Erkältungskrankheiten,

◑ gegen Schwindelanfälle

◐ und gegen Erschöpfungszustände.

Butter gegen Hämorrhoiden und Bronchitis

Bei vielen Völkern war die ganz normale Butter ebenfalls ein Haus- und Heilmittel. Man nahm kleine Portionen in den Mund und ließ sie dort langsam zergehen. Butter galt im Mittelalter vielfach als erfolgreiches Mittel:

◑ gegen Hämorrhoiden,

◐ Magersucht,

◑ verschiedene Hautkrankheiten,

◐ Gehirnstörungen

◑ und Bronchitis.

Praktische Anwendung von Butter

Es gibt heute auch bei uns ältere Menschen, die sich aus Butter ihren Ghee herstellen und dann jeden Tag 1 Teelöffel davon langsam im Mund zergehen lassen.

An das Hausmittel Butter erinnert auch ein alter Waidmannsbrauch: Wenn man erkältet ist, trinkt man, ehe man in den Wald auf die Pirsch oder zum Ansitz aufbricht, eine Tasse Schwarztee mit 1 Teelöffel Honig und 1 Teelöffel frischer Butter.

In vielen Familien auf dem Land ist es üblich, daß man bei starkem Husten und Bronchitis Butter heiß macht, ein Leinentuch eintaucht und dieses, sobald es eine erträgliche Temperatur angenommen hat, sehr warm auf die Brust und auf den Rücken legt und trockene Tücher darüberbindet. Man läßt dann den »Butterwickel« meist die ganze Nacht lang einwirken.

Joghurt verlängert das Leben

In alten Zeiten galt Joghurt als Lebensverlängerer. Heute betonen Ernährungsexperten, daß regelmäßiger Genuß von Joghurt zweifelsohne einen wertvollen Bestandteil einer gesunden und lebensverlängernden Kost darstellt. Joghurt ist ein Getränk, das von den Balkanländern bei uns eingeführt wurde.

In Bulgarien soll es deswegen so viele Menschen geben, die hundert und mehr Jahre alt sind, weil sie ihr Leben lang eifrig Joghurt getrunken haben.

Joghurt ist besonders gesund:

- weil es leicht verdaulich ist,
- weil es ein ausgezeichneter Proteinspender ist,
- weil es in nahezu fettfreier Form erhältlich ist.

Joghurt entsteht, wenn erhitzte Milch mit nützlichen, ungefährlichen Bakterien versetzt wird. Man benötigt dazu den Lactobacillus Bulgaris.

Die Milch muß dann unter seinem Einfluß ein paar Stunden warm gehalten werden. In dieser Zeit vermehren sich die Bazillen, bringen die Milch zum Stocken und geben ihr dann das typische Joghurtaroma.

Bei der Joghurterzeugung bleiben die wichtigsten Wertstoffe der Milch erhalten. Und der große Vorteil dabei ist: Joghurt ist weitaus besser verträglich und verdaulich als normale Milch.

Der Joghurtbazillus hat nämlich große Ähnlichkeit mit dem Lactobacillus bifidus, der sich in der Darmflora eines Säuglings befindet.

Man kann Joghurt aus jeder Milch erzeugen. Am gebräuchlichsten ist bei uns Joghurt aus der Kuhmilch. Kuh-Joghurt ist sehr bekömmlich und unserer Darmflora höchst zuträglich.

Die Erkenntnis des Ilja Metschnikow

Die wissenschaftliche Basis für das Wissen um den Wert des Joghurts stammt von Dr. Ilja Metschnikow, einem namhaften Mitarbeiter des französischen Bakteriologen Louis Pasteur. Er erhielt im Jahr 1908 den Nobelpreis für Medizin, weil er die Phagozyten entdeckte. Das sind weiße Blutkörperchen, welche Fremdkörper unschädlich machen. Ilja Metschnikow war einer der ersten Gerontologen. Und gerade in diesem Zusammenhang ist es interessant, daß er sich so begeistert für das Joghurt aussprach und der Meinung war: Regelmäßiger Genuß von Joghurt unterstützt nicht nur die Darmfunktionen, beseitigt Verstopfung und hilft bei Katarrhen und Magengeschwüren, sondern ist auch ein Lebenselixier, das uns die Vitalität länger erhält.

Wer Medikamente nimmt, braucht Joghurt

Viele ältere Menschen sind heute durch chronische Leiden gezwungen, regelmäßig Medikamente einzunehmen. Die meist unerwünschte und unerfreuliche Nebenwirkung dieser Tabletten: Die Darmflora wird angegriffen. Es kommt zu Verdauungsproblemen. Joghurt-Genuß kann hier sehr viel helfen.

Außerdem hat man an der Rockefeller-Universität herausgefunden: Regelmäßiger Genuß von Joghurt stärkt die natürliche Widerstandskraft des menschlichen Organismus, weil der Stoffwechsel gefördert wird und schädliche Koli- und Fäulnisbakterien im Darm vernichtet werden.

Praktische Anwendung von Joghurt

◑ Essen Sie – zumindest einige Wochen im Jahr – täglich 1 Becher Joghurt.

◐ Sie können es mit Obst und Kräutern aufbessern oder sich fertiges Fruchtjoghurt kaufen.

◑ Wenn Sie die rechtsdrehende Milchsäure besser vertragen und besonders gesundheitsbewußt leben wollen, dann sollten Sie unbedingt zum Bio-Joghurt aus dem Reformhaus greifen.

◐ Es tut dem Organismus ungeheuer gut, wenn Sie etwa einmal die Woche – vor allem in der schönen Jahreszeit – anstelle eines Mittagessens in der Kantine oder im Restaurant – ein oder zwei Becher Joghurt löffeln. Das entlastet Magen und Darm und gibt neuen Schwung.

◑ Sie können Joghurt aber auch äußerlich anwenden: Eine Joghurt-Maske belebt die Haut.

◐ Und wenn Sie sich überraschend einen Sonnenbrand einhandeln, dann lindert Joghurt die ersten Schmerzen, wenn Sie die weiße Masse sanft auf der Haut verstreichen.

Köstliche und gesunde Rezepte mit Joghurt

Apfel-Joghurt für bessere Verdauung

¼ Liter Joghurt wird mit ¼ Liter frischgepreßtem Apfelsaft, dem Saft von ½ Zitrone und ½ Orange sowie etwas Honig und Zimt verrührt.

Möhren-Joghurt als Augen-Service

¼ Liter Joghurt wird mit ¼ Liter Möhrensaft, dem Saft 1 Orange und ½ Zitrone sowie 1 Eßlöffel Honig vermischt.

Pfirsich-Joghurt für zarte Haut

¼ Liter Joghurt wird mit 2 frischen, saftigen, geschälten Pfirsichen, ½ Eßlöffel Zitronensaft und 2 Eßlöffeln Honig im Mixer vermischt.

Molke hält den Darm in Schwung

Die Molke ist in jüngster Zeit wieder als Hausmittel entdeckt worden. Im Grunde genommen ist es ja ein Abfallprodukt: Wenn Milch gerinnt, zersetzt sie sich in zwei Teile: in den festen Bestandteil Quark und in die helle, wäßrige Flüssigkeit Molke.

Auch die Molke regt durch ihre Inhaltsstoffe – wie Joghurt – die Darmflora an und bringt dadurch die Verdauung in Schwung. Vor allem bei älteren Menschen bringt der regelmäßige Genuß von Molke sensationelle Hilfe bei Verstopfung.

Und das sind die Wirkungen, die man mit einer Molke-Kur erzielen kann:

◑ Leber und Niere werden aktiviert,
◐ Hautunreinheiten werden aus der Welt geschafft,
◑ man kann damit Pfunde abbauen,
◐ die Verdauung wird angeregt,
◑ Fäulnisprozesse im Darm werden unterbunden, was bei starkem Fleisch- und Alkoholgenuß besonders wichtig ist. Daher raten viele Ärzte als Vorbeugung gegen Mastdarm-Krebs das Trinken von Molke.

Übrigens: Schon in der Antike hatte die Molke als Naturheilmittel große Bedeutung. Bereits 50 nach Christi Geburt berichtete der griechische Arzt Dioskurides in seiner »Materia medica«: Umschläge mit Molke hemmen Entzündungen. Das Trinken und Gurgeln von Molke bannt Entzündungen in Mund und Rachen.

Praktische Anwendung von Molke

Sie können, um Ihre Verdauung zu verbessern, einfach regelmäßig Molkegetränke aus dem Lebensmittelladen trinken.

Sie können aber auch – streng medizinisch – hin und wieder eine Molke-Kur durchführen. Dazu aber sind einige grundsätzliche Voraussetzungen wichtig:

◐ Es muß sich um Diät-Kurmolke aus dem Reformhaus handeln. Sie wird besonders schonend hergestellt, damit der biologische Wert des Molke-Eiweißes nicht beeinträchtigt wird.

◑ Der Gesamtmilchsäurebestand sollte bei der Diät-Kurmolke auf 90 Prozent rechtsdrehende Milchsäure eingestellt sein.

◐ Trinken Sie jeden Tag auf 12 Stunden verteilt 1 bis 2 Liter Kurmolke.

◑ Wenn Sie dazu eine Reduktionskost mit etwa 1200 Kalorien pro Tag durchführen, dann nehmen Sie dabei auf ideale Weise ab, weil Sie durch die Molke die gelösten

Schlackenstoffe abbauen. Man kann auf diese Weise innerhalb von 3 Wochen bis zu 12 Pfund verlieren und verspürt dank der Molke keinen Hunger.

◐ Sie können, wenn Ihnen der Geschmack der Molke nicht zusagt, Gemüsesäfte oder Obstsäfte hinzufügen. Sie bekommen im Reformhaus zumeist bereits Molke-Produkte, die mit Säften aufbereitet und geschmacklich verbessert sind.

Parallel zu den Trinkkuren mit Molke gibt es noch drei andere Möglichkeiten für einen therapeutischen Einsatz:

◑ Bei Mundschleimhautentzündungen und Rachenentzündungen sollte man einige Tage lang alle 2 Stunden mit Molke gurgeln und zusätzlich Molke trinken.

◐ Molke-Bäder werden von vielen Ärzten gegen Verstopfung und Hautunreinheiten verordnet. Zu Hause gießt man in die gefüllte Badewanne mit heißem Wasser 5 Liter Molke. In Kuranstalten badet man zumeist in purer Molke.

◑ In der größten Molke-Kuranstalt im deutschsprachigen Raum bekommt man auch Molke-Wickel gegen Entzündungen, Hautprobleme und Gelenkschmerzen. Auskünfte: Kurverwaltung Wolfsegg, A-4902 Wolfsegg am Hausruck, Österreich.

Quark lindert Entzündungen

Quark ist nicht nur als Naturprodukt zum Anrichten von Speisen beliebt: Er ist auch ein uraltes Hausmittel, das bereits in der Antike Bedeutung hatte. Es gibt keine medzinischen Erklärungen dafür, doch folgendes ist erwiesen:

◐ Quark lindert Entzündungen.

◑ Er bringt daher erste Hilfe bei einem Sonnenbrand.

◐ Er kann positiv auf Gelenkbeschwerden einwirken.

◑ Er bekämpft Hautunreinheiten.

◐ Regelmäßig gegessen fördert er die Verdauung und kräftigt die Darmflora.

Praktische Anwendung von Quark

Äußerlich sollten Sie Quark für Wickel und Auflagen verwenden, der Zimmertemperatur hat, aber frisch ist:

◑ Rühren Sie ¼ Kilo Quark mit etwas Wasser oder Joghurt zu einer Paste.

◐ Streichen Sie diese Paste messerrückendick auf ein feuchtes Leinentuch auf.

◑ Dann pressen Sie das Tuch – mit dem Quark zur Haut – auf die betreffende Körperstelle und binden ein trockenes Leinentuch und ein Wolltuch darüber.

◐ Der Quark sollte mindestens 2 Stunden einwirken.

◑ Die Quarkauflagen sind erfolgreich bei Halsschmerzen und Angina, bei Sehnenscheidenentzündung, beim Tennisarm, bei Rippenfellentzündung und Husten, bei Bindehautentzündung und Gelenkschmerzen.

Gesunde Rezepte mit Quark

Quark-Dessert

500 Gramm entkernte Kirschen – frisch oder aus der Tiefkühltruhe – werden im Mixer püriert und mit 3 Eßlöffeln Honig gesüßt. Dann wird das Ganze mit 250 Gramm Quark und ⅛ Liter Sauerrahm verrührt und in Schalen serviert.

Kräuter-Quark

500 Gramm Quark werden mit ⅛ Sahne glattgerührt. Dann die Masse mit einer feingehackten Zwiebel, 3 gehackten Gewürzgurken, 1 Bund gehacktem Schnittlauch, 1 Bund gehacktem Dill, 1 Bund gehackter Petersilie, etwas Salz und Pfeffer verrührt. Mit Schnittlauch garniert servieren.

Schinken-Quark

200 Gramm Quark und 60 Gramm Butter schaumig rühren. Dann mischt man 150 Gramm mageren kleingehackten Schinken, 1 hartgekochtes gehacktes Ei, 50 Gramm Mayonnaise, 1 Eßlöffel Sauerrahm, etwas Salz und Pfeffer dazu. Alles gut durchrühren.

Mit Kefir gesund in ein hohes Alter

Es gibt Erdteile, in denen man auffallend vielen betagten und rüstigen Menschen begegnet. Das ist zum Beispiel in Bulgarien, Rumänien und im Kaukasus der Fall. Ernährungsexperten führen das nicht nur auf den regelmäßigen Genuß von Joghurt zurück, sondern geben zu, daß da ein ganz spezielles »Wundergetränk« mit die Ursache sein könnte. Und das ist Kefir-Milch, die heutzutage überwiegend aus Kuhmilch hergestellt wird.

Kefir ist ein Pilz, der nur in Milch leben und sich auch nur darin vermehren kann. Und die Milch, in der er lebt und wächst, verändert er zu einem besonders gesunden, bekömmlichen und wertvollen Getränk: die Kefir-Milch, oder kurz ebenfalls nur Kefir genannt. Im Kaukasus erzählen viele Menschen, daß Frauen und Männer durch das Trinken von Kefir 110 und sogar 150 Jahre alt werden.

Die wertvollen Inhaltsstoffe des Kefirs

Die Kefir-Milch ist ein kohlensäurehaltiges Getränk mit ganz geringem Alkoholgehalt, der beim Gärprozeß der Milch entsteht. Der Kefir-Pilz enthält den Bacillus Sanceasaius, der die Veränderung der Milch bewirkt. Gemeinsam mit mehreren Mikroorganismen macht er die Milch zu einer Hausmedizin.

Wertvolle Arbeit leisten dabei Hefepilze wie der Torula Kefir und der Saccaromyces fragilis, Milchsäurebakterien wie etwa das Batserium caucasicum und die Buttersäurebakterien Bacillus Kefir und Bacillus esterificans. Durch diese Kefir-Aktivitäten entstehen in der Milch eine Reihe von Vitalstoffen, die dem menschlichen Organismus Kraft geben und ihn mit lebenswichtigen Substanzen versorgen. Es ist erwiesen, daß man mit Kefir gezielt eine Reihe von Befindlichkeitsstörungen und Leiden bekämpfen kann.

◐ Die Kefir-Milch liefert uns sämtliche Vitamine der Gruppe B, aber zusätzlich auch Vitamin A, D und A.

◑ Sie enthält die Mineralstoffe Calcium sowie die Spurenelemente Phosphor und Eisen.

◐ Und dann gibt es da eben eine ganze Reihe von bisher wissenschaftlich noch nicht erfaßten Substanzen, die durch die Arbeit des Kefir-Pilzes mit seinen Bakterien entstehen und wirken.

Aus Erfahrungsberichten von Privathaushalten, Naturheilexperten und Hausärzten weiß man heute, wie man Kefir-Milch für die Gesundheit wirksam und sinnvoll einsetzen kann; wobei das Kefir-Getränk niemals als Ersatz des Arztes, sondern immer nur als ideales unterstützendes Mittel der ärztlichen Therapie angesehen werden darf:

◑ Kefir hilft bei Katarrhen der Verdauungsorgane,
◐ bei Magenentzündungen,
◑ bei Anämie,
◐ bei Ekzemen,
◑ bei zu hohem Blutdruck,
◐ bei Gallenproblemen,
◑ bei infektiöser Gelbsucht,
◐ bei Durchfall oder Verstopfung,
◑ bei Nervosität und Depressionen,
◐ bei Magengeschwüren,
◑ bei Blasenkatarrh.

So wird Kefir-Milch hergestellt

Es gibt zwei Möglichkeiten, Kefir-Milch zu trinken:

◐ Sie kaufen sich das fertige Getränk in Bechern aus der Molkerei, in Ihrem Reformhaus oder in einem Lebensmittelladen.

◑ Oder Sie besorgen sich über Ihr Reformhaus den Pilz und setzen Kefir regelmäßig selbst an. Es gibt auch Kefir-Ferment.

Für diesen Fall ist es wichtig, daß man ganz genau weiß, wie man Kefir-Milch reifen läßt:

◐ Für 1 Liter Milch brauchen Sie einen Pilz in der Größe von 4 Walnüssen. Oder ein Fläschchen Ferment. Ihr Reformhändler wird Sie da sicher gerne beraten.

◑ Legen Sie den gewaschenen Pilz in ein Glasgefäß oder in eine Email-Milchkanne, und gießen Sie die aufgekochte und auf 20 Grad Celsius abgekühlte Kuhmilch, die Sie bereits von der Haut befreit haben, darüber. Oder Sie rühren das Kefir-Ferment dazu.

◐ Dann verschließen Sie das Gefäß luftdicht und stellen es anschließend an einen zimmerwarmen, dunklen und ruhigen Ort.

◑ Lassen Sie nun die Milch nach Bedarf 12 bis maximal 20 Stunden stehen. Kefir-Milch, die 12 Stunden alt ist, bewirkt leichten Stuhlgang, bekämpft also Verstopfung. Kefir-Milch, die 26 bis 40 Stunden alt ist, bekämpft Durchfall und stopft.

◐ Vor der Entnahme schütteln Sie das Gefäß und leeren dann den Inhalt durch ein großes Kunststoffsieb. Im Sieb bleibt der Kefir-Pilz zurück.

◑ Der Pilz wird wieder in das saubergewaschene Gefäß gelegt und mit neuer abgekochter Milch begossen. Einmal pro Woche wird der Pilz unter lauwarmem, fließendem Wasser in einem Sieb gewaschen und dann erst ins Gefäß gelegt.

◐ Der Pilz muß sofort wieder in die Milch gelegt werden, da er sonst nicht leben kann. Er darf niemals trocken werden. Liegt er 48 Stunden nicht in Milch, zersetzt er sich. Er soll auch nie in Sauermilch oder angesäuerte Milch gelegt werden. Auch im Wasser darf er niemals länger als 48 Stunden aufbewahrt werden. Auch im Kühlschrank stirbt er.

◑ Die säuerliche Kefir-Milch, die durch das Sieb geflossen ist, kann sofort getrunken werden. Oder man kann sie im Kühlschrank einige Zeit aufbewahren.

◐ Anstelle der abgekochten und von der Haut befreiten Milch kann man auch zimmerwarme H-Milch verwenden. Diese wurde ja bereits hochgradig erhitzt.

Praktische Anwendung von Kefir

Wenn Sie einen Kefir-Pilz Ihr eigen nennen, werden Sie bald merken, daß er sich in der Milch rapide vergrößert. Er vermehrt sich in einem Zeitraum von 3 oder 4 Wochen etwa um das Doppelte. Dann teilt man ihn, gibt ein Stück an einen anderen Kefir-Fan weiter.

Wenn Kefir der Gesundheit nützen soll, dann muß man ihn regelmäßig – am besten täglich – trinken. Zusätzlich ist es sinnvoll, Kefir-Milch anstelle von saurer Sahne in der Küche zu verwenden: beim Anrichten von Soßen und Salaten.

Die rasche Wirkung des Kefirs ist unter anderem auch darauf zurückzuführen, daß seine Vitalstoffe nicht nur im Magen, sondern zum Teil direkt über die Mundschleimhäute ins Blut aufgenommen werden. Daher sollte man jeden Schluck Kefir lange im Mund belassen.

Hausmittel für allgemeine Fitneß

Trinken Sie vor dem Zubettgehen ½ Liter Kefir-Milch in langsamen kleinen Schlucken.

Hausmittel gegen Nervosität

Trinken Sie eine Zeitlang täglich 1 Liter Kefir-Milch über den Tag verteilt, am besten je ¼ Liter zu den Mahlzeiten. Damit können Nervosität und Schlafstörungen sowie Appetitlosigkeit verschwinden.

Hausmittel bei Magengeschwüren

Trinken Sie 2 bis 3 Monate lang täglich über den Tag verteilt 1 Liter Kefir-Milch. Hausärzte berichten von Fällen, in denen die Geschwüre nach 3 Monaten ausgeheilt waren.

1 Liter Kefir-Milch täglich über mehrere Monate hilft auch gegen Asthma, Bronchialkatarrh, Blutarmut und Blasenkatarrh.

Hausmittel gegen Hautausschläge und Ekzeme

Trinken Sie im Normalfall 1 Liter Kefir-Milch pro Tag, in schweren Fällen bis zu 2 Litern pro Tag. Zusätzlich sollten die betroffenen Hautstellen einmal am Tag mit Kefir-Milch eingerieben werden. Wichtig ist, daß man die Milch eintrocknen, über Nacht einwirken läßt und erst am nächsten Morgen abwäscht.

Hausmittel gegen Blutdruck-Erkrankungen

Regelmäßiger Kefir-Genuß wirkt harmonisierend auf den Blutdruck des Menschen: ½ Liter Kefir-Milch, über einen längeren Zeitraum über den Tag verteilt getrunken, senkt zu hohen und hebt zu niedrigen Blutdruck an. Bei sehr hohem Blutdruck ist eine mindestens zwei Monate andauernde Kur mit täglich 1 Liter Kefir-Milch notwendig.

Kefir-Milch zur allgemeinen Kräftigung

Wenn Sie sich müde und abgeschlagen fühlen, dann sollten Sie ¼ Liter Kefir-Milch als Dessert genießen, die sie zuvor mit 4 bis 5 Eßlöffel Schlehdornsaft aus dem Reformladen verrührt haben. Das schmeckt köstlich und gibt Kraft.

Rinderherzen gegen Haarwuchs-Probleme

In der Bundesrepublik gibt es rund 12 Millionen Menschen in verschiedenen Altersgruppen, die ernsthafte Probleme mit Ihrem Haarwuchs haben. Das kann bis zu schwerwiegenden Depressionen, bis zum Selbstmord führen. Erschütternde Berichte von Ärzten und Psychologen beweisen es. Immer wieder kommen neue Tinkturen, Salben und Lotions auf den Markt, welche den Haarwuchs fördern. Die meisten werden auf Kräuterbasis hergestellt.

Und daher erscheint es eher als ungewöhnlich, wenn ein Haarwuchspräparat aus dem Reich der Tiere kommt.

In den Hamburger Bio-Castell-Labors ist man nach jahrelangen Forschungen darauf gekommen, daß im Kampf gegen den Haarausfall das Rind mithelfen kann. Haarwuchsexperte Wolfgang J. Castell, der mit Wissenschaftlern der Universität Heidelberg und der Universität London zusammenarbeitet, hat herausgefunden, daß Rinderherzen eine Substanz besitzen, welche den mangelnden Haarwuchs auf einem ganz speziellen Umweg fördern kann.

Ausgangsbasis für das Forschungsprogramm war eine ganz neue Erkenntnis:

◑ Es gibt viele Ursachen für Haarausfall und zurückgehenden Haarwuchs.

◐ Die hauptsächliche Ursache ist der sogenannte erbliche Haarausfall, in der Medizin »androgenetische Alopecie« genannt.

◑ Das Phänomen dabei: Die Haare fallen aus und wachsen nur noch bis zu einer Länge von 1 bis 1½ Zentimeter nach.

◐ Das kurze neue Haar unterscheidet sich vom restlichen Haar deutlich dadurch, daß es sehr viel dünner ist. Man hat den Eindruck, als würde dem Organismus langsam die Kraft für neue Haare ausgehen.

◑ So ist es auch. Man weiß heute, daß sich in so einem Fall in der Stoffwechselzone der Haarwurzel kristallförmige, winzige Cholesterine ablagern.

Dadurch wird der Stoffwechsel unter der Kopfhaut nahezu unterbunden. Das Haar hat nicht mehr die Vitalität wie früher und wächst nur noch einmal kurz und dünn. Das ist eine Alarmstufe.

◐ Wenn sich nämlich mehr Cholesterine ablagern, dann bleibt der Haarwuchs ganz aus.

Genau in dieser Phase ist nun wesentlich:

◑ Stirbt die Haarwurzel in der Folge ab, dann ist es mit neuem Haarwuchs für immer vorbei. Diese Fälle aber sind relativ selten.

◐ Ist die Haarwurzel noch nicht abgestorben, dann muß man sich allerdings um den gesunden Nachwuchs der Haare keine Sorgen machen. Dann ist die Hoffnung berechtigt.

So wirken die Substanzen vom Rinderherz

Die wichtigste Aufgabe ist es nun in diesem Stadium: Man muß die Blockade der Cholesterine einfach beseitigen, so daß die Stoffwechselzone der Haarwurzeln wieder aktiviert wird.

Und diese Aufgabe erfüllt eine ganz spezielle Mischung. Sie setzt sich zusammen aus:

◑ den wäßrigen Extrakten der Muskeln von Rinderherzen,

◐ aus verschiedenen natürlichen Lecithinen,

◑ aus Phosphatiden,

◐ Hämoproteiden und

◑ Cytochrom C sowie

◐ einer schwachen – nämlich 19prozentigen – Suspension.

Diese Wirkstoffkombination sorgt dafür, daß die Wachstumsfaktoren wieder ungehindert wirksam werden, und die Blokkaden aufgelöst werden.

Die Haare können wieder mit voller Kraft wachsen.

So betrachtet kommt es bei vielen Menschen zum Haarausfall und zum Nachlassen des Haarwuchses, wenn auf der einen Seite der Energiezufluß in den Organismus geringer wird und sich die Stoffwechselschlacken vermehren. Dann setzen sich die Cholesterin-Teilchen auch in den Zellmembranen der Haarwurzel ab.

Es ist also dem Rind zu danken, daß man jetzt einen Weg gefunden hat, diese feinsten Stoffwechselschlacken abzutransportieren.

Das Verfahren wird inzwischen in ganz Europa, in den Vereinigten Staaten von Amerika, in Mexico, Brasilien, Argentinien und Japan angewendet.

In wissenschaftlichen Tests ergab sich eine Erfolgsquote von 70 Prozent. Die Wirkstoffsubstanz wirkt somit nicht immer. Es ist also kein »Wundermittel«.

Aber die aus Rinderherzen und anderen Naturstoffen gewonnene milchige Flüssigkeit kann vorhandene Cholesterinablagerungen abbauen und vorhandene Haarkeime wieder aktivieren.

Das ist möglich, weil das Rinderherz-Extrakt – wissenschaftlich als Bio-Ha-activum bezeichnet – nachweislich von der Kopfhaut aufgenommen und gespeichert wird.

Praktische Anwendung vom Rinderherz-Extrakt

Man kann das Rinderherz-Extrakt gegen Haarwuchsprobleme in Apotheken kaufen. Die milchähnliche Flüssigkeit befindet sich in einer Pipetten-Flasche. Und so wird das Bio-Ha-activum angewandt:

◑ Man trägt einmal am Tag – am besten abends – einige Tropfen der Tinktur direkt auf die trockene Kopfhaut auf. Nur die trockene Haut kann die Flüssigkeit optimal aufnehmen.

◐ Dann massiert man mit den Fingern die betreffenden Stellen sanft, aber bestimmt.

◑ Die ersten Behandlungserfolge können erst nach 6 bis 8 Wochen zu sehen sein. Ärzte raten zu einer 12-Monate-Kur, bei der in den Tests immer wieder Haare bis zu 6 Zentimetern nachgewachsen sind.

Auskünfte: Bio-Castell-Information, 2000 Hamburg 13.

Rinderdarm und Rindermilz gegen Cellulitis

Cellulitis oder Orangenhaut: Das sind für viele Frauen in der zivilisierten Welt gefürchtete Worte. Kein Wunder: 82 Prozent aller deutschen Frauen leiden unter dieser Hautkrankheit. Typisches Anzeichen: vorwiegend an Oberschenkeln und Armen entsteht krankes Hautgewebe mit Fettzellen, das in seiner Struktur und Grobporigkeit der Oberfläche einer Orange gleicht. In den letzten Jahren ist viel über die Entstehung und Bekämpfung von Cellulitis geforscht worden. Man weiß heute, daß es drei wesentliche Fakoren gibt, mit denen man das Leiden erfolgreich bessern oder heilen kann:

◐ Mit gesunder, naturverbundener Ernährung, bestehend aus überwiegend Rohkost, wenig Fleisch, viel Vitaminen und Mineralstoffen,

◑ mit regelmäßiger Bewegung und Massage,

◐ und mit einer wirksamen Pflegecreme.

Und bei der Entwicklung einer aufsehenerregenden Creme im Kampf gegen Cellulitis haben sich vor allem französische Wissenschaftler einen Namen gemacht. Sie haben eine Wirkstoffkombination aus dem Reich der Tiere entwickelt, um gegen die Orangenhaut vorzugehen. Sie verwendeten dazu:

◑ Milzextrakt vom Rind mit Namen Oxidermin,

◐ ein Extrakt aus der Schleimhaut des Zwölffingerdarms vom Rind, in der Medizin Duodenum-Extrakt genannt und

◑ Thymoxin, ein Extrakt aus Kälberthymus, von dem im anschließenden Kapitel noch ausführlich die Rede sein wird.

◐ Dazu L-Carnitin, seinerzeit als Vitamin T bezeichnet und

◑ Fibrastil, ein Komplex spezifisch biologischer Extrakte.

Die Kombination all dieser Stoffe, die hauptsächlich aus Rindersubstanzen zusammengestellt wird, ist inzwischen in die internationale Kosmetik und Stoffwechsel-Medizin als »Cellulitis Controller« oder »Orangedermex Primero Gel« integriert worden.

Das Fettgewebe nimmt um 16,4 Prozent ab

In internationalen Testprogrammen mit übergewichtigen Frauen und Männern ergaben sich sensationelle Ergebnisse:

◐ An den typischen Orangenhaut-Stellen nahm das Fettgewebe durch die Einwirkung der tierischen Wirkstoff-Kombination um 16,4 Prozent ab.

◑ Fettpölsterchen lösten sich regelrecht auf.

◐ Die Hautstraffheit verbesserte sich innerhalb des Testprogramms – und das waren 43 Tage – um nachweislich 14,8 Prozent.

◑ Die Dehnungsfähigkeit der Haut kehrte wieder zurück.

◐ Altershaut regenerierte sich. Falten wurden um 45 Prozent vermindert.

◑ Und bei cellulitisanfälliger, aber noch gesunder Haut zeigte sich eine vorbeugende Festigung der betreffenden Hautbezirke.

◐ Die Behandlung von Schwangerschaftsstreifen, die jünger als 6 Jahre waren, erwies sich als sehr erfolgreich.

So wirken die Rinderextrakte gegen Cellulitis

Zehn Jahre lang wurden diese ungewöhnlichen Zutaten in einer speziellen Kombination in den Laboratorien der Kosmetikwissenschaftlerin Margret von den Busch erforscht und getestet. Man weiß heute ganz genau, wie die Wirkung vor sich geht:

◑ Die Abbaugeschwindigkeit der Fettzellen wird angeregt und geregelt. Dabei kommt es zu keiner Hautreizung.

◐ Man muß nun wissen, wie Cellulitis genau entsteht: Ein Überschuß an Proteinen und Kohlehydraten, die der Körper aufgenommen hat, wird zu Lipiden, vor allem zu Triglyceriden. Alle Nahrungsmittel, die im Übermaß gegessen werden, wandeln sich in diese Substanzen. Und sie werden im Blut zu den Fettgeweben transportiert, werden in freie Fettsäuren und Glycerin umgewandelt und setzen sich nun in den Zellen fest.

◑ Das Extrakt aus dem Zwölffingerdarm des Rindes – das Duodenumextrakt – aktiviert den Abbau der Fettsäuren im Gewebe.

◐ Das Extrakt aus der Rindermilz und der Wirkstoff Kaffein tragen dazu bei, daß die Fettgewebe ihren Inhalt entleeren.

◑ Und alle andere Substanzen helfen mit, daß diese Fettsäuren abtransportiert und durch Verbrennung in Energie umgewandelt werden.

Praktische Anwendung der Rinderextrakte

Die tierische Wirkstoffkombination gegen Cellulitis ist als Orangendermex oder als Primero Gel Cellulitereducer im Kosmetikfachhandel erhältlich. Es ist ein Gel, das man gemeinsam mit einem gezielten Bewegungs- und Massageprogramm sowie mit einer verbesserten Ernährung regelmäßig auf den betroffenen Hautstellen einreiben muß. Es ist zweifelsohne sinnvoll, die Substanz auch vorbeugend ab dem 35. oder 40. Lebensjahr einzusetzen, wenn in der Familie immer wieder Fälle von Cellulitis aufgetreten sind.

Kälber-Drüsen zur Stärkung der Immunkraft

Seit den medizinischen Erkenntnissen über Aids ist uns allen die Bedeutung der natürlichen Abwehrkräfte verständlich. Jeder kennt heute das Wort Immunkraft. Und jeder will diese Immunkraft erhalten und stärken. Das Geheimnis der Immunkraft aber wurde erst in den letzten Jahren erforscht. Dazu muß man in der Geschichte zurückgehen: Der griechische Arzt Hippokrates und der Dichter Homer kannten bereits im menschlichen Körper die Thymusdrüse, ein aus zwei Lappen bestehendes Organ hinter dem Brustbein unterhalb des Halses. Sie glaubten, daß in dieser Drüse das Gemüt, die Seele des Menschen sitzt. Später machte sich die Medizin nicht mehr viele Gedanken darüber. Man hatte keine realistische, konkrete Erklärung für diese Drüse.

Inzwischen ist das anders. Und das ist den wissenschaftlichen und praktischen Arbeiten einiger bedeutender Männer zu danken: dem schwedischen Tierarzt Dr. Elis Sandberg und in der Folge Prof. Dr. John R. Hobbs vom Department of Chemical Immunology am Westminster Hospital in London, Dr. med. Günter Neumeyer, Vizepräsident der internationalen Gesellschaft für Thymologie und Immuntherapie, Dr.

Hermann Geesing und Dr. Karl Pflugbeil, beide vom deutschen Zentrum der Immun-Therapie im Schwarzwaldsanatorium Obertal.

Heute weiß man über die Thymusdrüse im menschlichen Körper eine Menge:

◐ Sie produziert mehr als 20 Hormone.

◑ Sie ist für die Keimdrüsen verantwortlich.

◐ Und vor allem ist sie die zentrale Kommandostelle, die Schaltzentrale für unser Immunsystem.

So funktioniert die Thymusdrüse

Von der Thymusdrüse gehen ständig Impulse, Aufträge und Befehle an den Organismus aus. Das System ist ebenso genial wie das des Gehirns. Die Thymusdrüse ist ja sozusagen auch das »Gehirn der körpereigenen Abwehrkräfte«. Sie lehrt den Organismus, sich selbst zu schützen. Von der Thymusdrüse ergeht dazu der entsprechende Auftrag an die weißen Blutkörperchen, an die Makrophagen-Freßzellen, an die T-Helferzellen und an eine Reihe von Enzymen.

Wir wissen heute: Ohne Thymusdrüse können all die wichtigen Helfer der Immunkraft niemals aktiv werden. Wenn beispielsweise jemand mit einer nicht intakten Thmusdrüse zur Welt kommt, dann kann er kein Immunsystem aufbauen und stirbt.

Nun könnte man aber auch daraus den Schluß ziehen: Wer eine funktionstüchtige Thymusdrüse hat, kann im Grunde genommen nicht krank werden. Dagegen steht ein verhängnisvolles Problem, das man immer schon kannte, dem man aber keine besondere Bedeutung zumaß, weil man ja die Aufgabe der Drüse nicht kannte. Die Thymusdrüse ist nämlich auch eine Schwachstelle im Organismus:

◑ Sie ist bei der Geburt des Menschen gut entwickelt und erlebt ihre Blüte in der Pubertät.

◐ Von diesem Zeitpunkt ab beginnt sie, sich ganz langsam wieder zurückzubilden, und reduziert damit auch ihre Aktivitäten.

◑ Bis zum 40. Lebensjahr ergibt das noch kein besonderes Problem. Außerdem sind sich viele Jahre die weißen Blutkörperchen, T-Helferzellen, Makrophagen-Freßzellen und Enzyme ihres Schutzauftrages bewußt.

◐ Ab dem 40. Lebensjahr aber wird es problematisch. Da beginnt die Thymusdrüse rapid zu verkümmern, stellt ihre Arbeit Schritt um Schritt ein. Im Körper eines Achtzigjährigen zum Beispiel ist sie oft nicht mehr nachweisbar.

◑ Darum kommt der menschliche Organismus um die vierzig in die größte Krise seiner Immunkraft. Man nennt diese Phase die Thymo-Pause. Jetzt haben Bakterien, Viren, Bazillen und Gifte ein leichtes Spiel, den Körper anzugreifen, Zellen zu zerstören, Krankheiten einzuführen und einen verfrühten Alterungsprozeß einzuleiten.

Dr. Hermann Geesing und Dr. Karl Pflugbeil, Deutschlands führende Immun-Therapeuten, sind der Ansicht: Genau in dieser Situation seines Lebens braucht jeder Mensch ein Immuntraining. Das bedeutet: Wenn ein Mensch in die Thymo-Pause kommt, muß er alles daransetzen, um die Immunkraft durch zusätzliche Hilfsmaßnahmen zu stärken und aufzubauen. Zu diesen Maßnahmen gehören:

◐ Man muß das Rauchen aufgeben oder zumindest stark reduzieren.

◑ Man muß den regelmäßigen Konsum von starkem Alkohol streichen.

◐ Man braucht reichlich Bewegung in freier Natur.

◑ Man sollte mindestens acht Stunden schlafen.

◐ Man muß positiv denken, Freuden genießen, lachen.

◑ Man braucht gesunde Ernährung mit viel frischem Obst und rohem Gemüse, mit weniger Fleisch und reichlich Vollkornprodukten.

Thymusfaktoren geben neue Impulse

Wenn der Körper aber massiver in seiner Immunkraft unterstützt werden muß, dann gibt es die Möglichkeit, daß man ihm Thymusfaktoren zuführt.

Der Mensch bekommt im Rahmen einer Kur Thymus-Extrakte injiziert. Diese Thymusfaktoren geben der menschlichen, abbauenden Thymusdrüse neue Impulse. Dadurch erhält das Abwehrsystem wieder aktuelle Befehle. Die Immunkraft funktioniert wieder.

Und diese Thymusfaktoren kommen aus dem Reich der Tiere.

Die Thymusextrakte werden unter strengsten medizinischen und labortechnischen Bedingungen aus Kälber-Thymusdrüsen hergestellt.

Die Erkenntnis, dem Menschen dieses Elixier aus dem Tierreich zugänglich zu machen, basiert auf zwei Erkenntnissen:

◐ Schon in alten Zeiten war es üblich, daß kluge alte Frauen – dazu gehörten auch jene, die man als »Hexen« bezeichnete – sich regelmäßig mit einer ganz bestimmten Speise ernährten, um jugendlich und gesund zu bleiben. Sie aßen das sogenannte »Kalbsbries«. Das ist nichts anderes als die Thymusdrüse aus dem Kalb.

◑ Da es heute medizinisch erwiesen ist, daß der Konsum dieses Kalbsbrieses älteren Menschen geistig und körperlich wieder Schwung und Kraft gibt, ist es im Fleischerladen sehr gefragt und immer ausverkauft. In Altenheimen in der Bundesrepublik und in Österreich steht Kalbsbries sehr oft auf dem Speiseplan.

◐ Im Jahr 1910 wurden mit der Thymusdrüse aus Kälbern erstmals medizinische Versuche gemacht. Und 1938 startete der schwedische Tierarzt Dr. Sandberg eine Thymus-Therapie, auch »THX-Therapie« genannt. Er hatte damit sensationelle Erfolge.

In der Bundesrepublik wurde die Methode vom Jahr 1975 an verbessert und dem neuesten Stand der Wissenschaft angeglichen. So entstand unter der Leitung von Dr. Hermann Geesing, dem deutschen »Immun-Papst«, die »Thymosand-Therapie«. Dazu werden heute unter strengsten Kontrollen auf biologischem Landbau Kälber herangezogen, deren Thymusdrüsen dann das wertvolle Lebenselixier ergeben. Dr. Hermann Geesing allein hat bis 1989 über eine Million solcher Immunbehandlungen durchgeführt. Der Erfolg war so beachtlich, daß nach und nach auch die Krankenkassen dazu übergehen, sich an den Kosten dieser Therapie zu beteiligen.

Die Thymosand-Therapie wird heute gezielt eingesetzt: zur allgemeinen Stärkung des Immunsystems ab dem 40. Lebensjahr, zum Abbremsen des Alterungsprozesses im Organismus, zur schnelleren Ausheilung vorhandener Krankheiten, zur Kräftigung des Organismus vor Operationen, gegen Arteriosklerose, Herz- und Kreislaufstörungen, gegen Konzentrationsschwäche und vegetative Störungen, bei Erkältungen, Erschöpfungszuständen und Streßfolgen.

Praktische Anwendung von Kälber-Thymusdrüsen

Für die Thymosand-Therapie werden weltweit Kälber-Thymusdrüsen als Extrakte in Form klarer Lösungen injiziert. Diese Therapie ist daher nicht mit Frischzellen-Behandlungen in Verbindung zu bringen.

◑ Die Thymosand-Therapie wird immer einhergehend mit gesunder Ernährung, mit Bewegung, dem Abbau von »Alltagssünden« und einleitend mit einem Heilfastenprogramm durchgeführt. Es ist daher sinnvoll, diese Therapie in einem entsprechend fachlich orientierten Sanatorium unter ärztlicher Kontrolle zu absolvieren.

◐ Eine erste Behandlung besteht meist aus 20 intramuskulären Injektionen in Dosen von 1 bis 5 Milliliter Thymus-Extrakt.

◑ Nach sechs Monaten werden weitere 5 Injektionen verabreicht.

◐ Viele Patienten lassen sich dann in einem halbjährlichen Intervall zur Stärkung der Immunkraft 10 Thymosand-Injektionen geben.

Untersuchungen haben ergeben, daß die menschliche Haut, die durch Umweltbelastungen heute mehr denn je gefährdet ist, ebenfalls durch Gaben von Kälber-Thymusextrakten aufgebaut, gestärkt und geschützt werden kann. Dazu wurde eine Thymus-Creme entwickelt, die man als Thymoderm in Apotheken kaufen kann. Die Creme wird regelmäßig auf die Haut aufgetragen und hat sowohl einen medizinischen, als auch einen kosmetischen Effekt. Ärzte raten dazu, daß man im Frühjahr nach dem Winter und im Herbst nach dem Sonnen im Sommer jeweils eine Haut-Immunbehandlung durchführen sollte.

Auskünfte über die Thymosand-Therapie aus Kälberdrüsen: Thymosand-Forschungszentrum, Schwarzwaldsanatorium Obertal, 7292 Baiersbronn-Obertal.

GESUNDHEIT

DURCH TIERHALTUNG

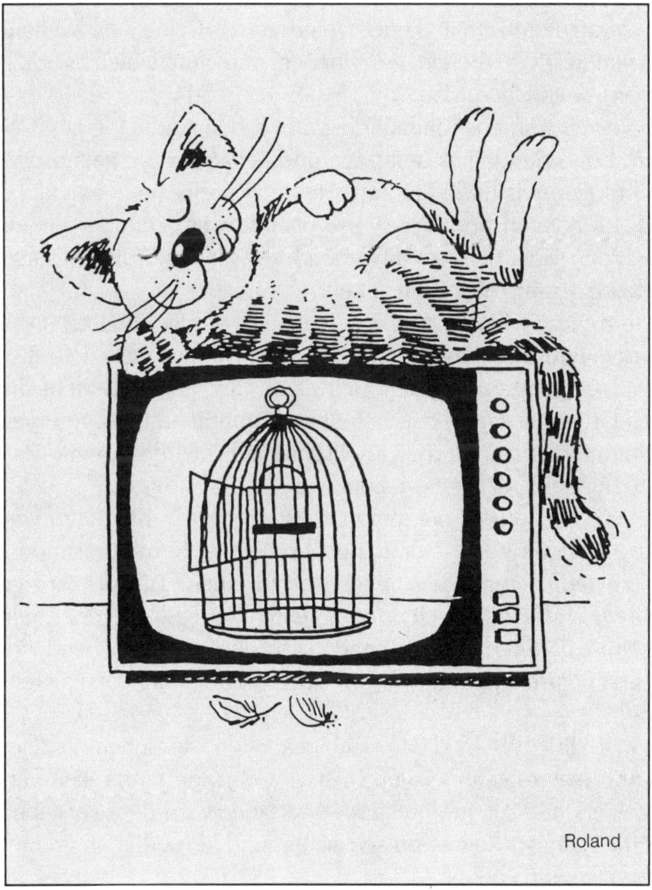

Es müssen nicht immer direkte Rezepte für einzunehmende oder äußerlich anzuwendende Präparate aus der Welt der Tiere sein.

Allein die Existenz, die Anwesenheit eines eigenen lebenden Tieres kann für den Mensch ein nachweislicher gesundheitlicher Vorteil sein.

Der im Jahr 1989 verstorbene Nobelpreisträger Prof. Dr. Konrad Lorenz hat darüber eine ganze Reihe von wissenschaftlichen Arbeiten geschrieben, die von vielen Medizinern bestätigt wurden:

◑ Schon das Kleinkind ist durch den Anblick eines Tieres beglückt, will es umarmen und liebkosen. Verhaltenspsychologen wissen heute, daß Tiere die seelische Entwicklung des Kindes in positiver Weise beeinflussen. Darüber hinaus werden viele bereits vorhandene Verhaltensstörungen durch den Umgang mit Tieren geheilt.

◐ Jugendliche machen viele schwierige Phasen ihrer Entwicklung durch, angefangen vom mangelnden Selbstbewußtsein bis zum ersten Liebeskummer: Immer besteht die Gefahr, daß daraus seelische und körperliche Disharmonien auftreten. Da kann die Gesellschaft eines Hundes, einer Katze oder eines Pferdes viel helfen.

◑ Menschen, die mitten im Beruf stehen, die oft zu wenig Kontakt zur Natur haben und unter Kommunikationsschwierigkeiten leiden, finden oft in einem Tier die einzige Kraft, um sich seelisch und körperlich zu regenerieren. Allein schon dadurch, daß jemand nicht den ganzen Abend vor dem Fernsehapparat sitzt, sondern mit dem Hund spazierengeht.

◐ Im Alter ist das Tier für manchen Menschen einziger und letzter Gefährte, der Trost gibt und die Einsamkeit vergessen läßt. Allein durch diese Tatsache wird dem Entstehen einer ganzen Reihe von seelischen und körperlichen Erkrankungen vorgebeugt.

Tiere im und nach dem Krankenhaus

Wenn jemand bereits krank ist, dann kann der Kontakt zu einem Tier schnellere Heilung garantieren. Die Medizin baut diesen Vorteil mitunter bereits in die Therapie ein: In amerikanischen und bundesdeutschen Kliniken gibt es fallweise für Kinder und für Senioren sogenannte Tier-Therapie-Räume. Die Patienten dürfen zu bestimmten Zeiten des Tages mit Meerschweinchen, Enten und Papageien beisammensein. Der Erfolg ist beachtlich: Patienten, die Kontakt zu Tieren haben, sind schneller gesund.

Aber auch, wenn ein Patient nach einer Krankheit aus der Klinik nach Hause kommt, hilft ihm ein Tier auf wunderbare Weise, sich schneller wieder zu regenerieren. In den Vereinigten Staaten von Amerika hat sich in Langzeitstudien an Krankenhäusern ergeben:

◑ Der Besitzer eines Haustieres paßt sich nach einer Operation viel schneller wieder dem Alltag an.

◐ Er fühlt sich viel rascher wieder ganz gesund.

◑ Für Hunde- und Katzenbesitzer ist nach einem behandelten Herzinfarkt sowie nach Herzkranzgefäßerkrankungen die Überlebenschance viel größer als bei Nicht-Tierbesitzern.

Aber auch sonst wurden von Medizinern in den letzten Jahren interessante Beobachtungen dahingehend gemacht, daß lebende Tiere in Haus und Wohnung zur Medizin werden können:

◐ Das Halten von Hunden und Katzen baut bei vielen Menschen Frustrationen, Ängste und Aggressionen ab.

◑ Ein wirksames Mittel gegen die Nervosität vieler Menschen sind Stubenvögel wie Papageien, Wellensittiche und Kanarienvögel. Aber auch das Anhören von Vogelstimmen und das Beobachten von Tieren im Wald hilft, nervöse Störungen im Menschen abzubauen und Depressionen zu verscheuchen.

◐ Gefährliche Streßfolgen können durch ein Aquarium in der Wohnung abgebaut werden. Der stille Anblick von friedlichen Zierfischen ist eine vorzügliche seelische und nervliche Entspannung, die auch das Ausheilen von Magengeschwüren beschleunigt.

◑ An der Universitätsklinik im amerikanischen Bundesstaat Ohio behandelt man in der Psychiatrie Gemütskranke und Schizophrene mit großem Erfolg zusätzlich zu anderen therapeutischen Maßnahmen mit – Hunden. Jeder Patient bekommt einen Vierbeiner zugeteilt, den er betreuen muß. Dr. Samuel A. Carson berichtet, daß der Umgang mit einem Hund manchem Patienten schwere Medikamente und die obligaten Elektroschocks erspart.

Praktische Anwendung von Haustieren

Wenn Sie das Gefühl haben, daß sich ein Freund, ein Verwandter oder ein Bekannter einsam fühlt und darunter sehr leidet, dann sprechen Sie mit ihm ob er eventuell Freude an der Gesellschaft eines Tieres hat. Kaufen Sie nicht ohne Absprache ein Tier. Handeln Sie nur so, wenn Sie auch wirklich ganz sicher sind, daß der Betroffene Freude damit hat, und darüber hinaus Zeit, Platz und Geld hat, für das Tier zu sorgen. Beschaffen Sie auch nur ein Tier, das zu dem Betreffenden paßt.

Wenn Sie selbst daran denken, sich ein Tier anzuschaffen, weil Sie nervös oder gestreßt sind, dann sprechen Sie vorher mit Ihrem Arzt darüber.

SCHNECKENSCHLEIM GEGEN SOMMERSPROSSEN

Ein Nachwort

Was die Welt der Tiere für unsere Gesundheit alles zu bieten hat, das wollte ich Ihnen in diesem Buch einmal vorstellen. Und es wird Ihnen aufgefallen sein, daß es viele Möglichkeiten gibt, mit Produkten aus der Tierwelt etwas zu tun, um Krankheiten zu verhindern, zu lindern oder gar zu heilen. Und mancher wird sich bei der Lektüre fragen: Da werden für ein Leiden, für eine Alltagsstörung gleich so viele verschiedene Tierprodukte aufgezählt. Welches hilft nun mir?

Sehen Sie: Diese Frage können nur Sie selbst beantworten. Das ist das Mühevolle, zugleich aber auch Wunderbare an der Naturheilkunde. Es bieten sich viele Therapiemöglichkeiten an. Aber nicht jede hilft jedem. Wir müssen unsere Ideal-Therapie erproben. Darum muß man in der Naturheilkunde Zeit und Geduld haben.

Vielleicht aber haben Sie sich auch gesagt: Einiges vermisse ich in dem Buch. Meine Großmutter hat mir immer erzählt, daß man mit Einreibungen von Schneckenschleim Sommersprossen vertreiben kann. Und unser Urgroßvater der hat darauf geschworen, daß Ratten-Kot Eiterungen bekämpft, daß Raupen das Denken aktivieren und daß Ziegenhaare, aufs Gesicht gebunden, Mumps heilen können.

Sie haben vollkommen recht: Es gibt viele Überlieferungen, die ich nicht in dieses Buch aufgenommen habe. Das hat seinen Grund: Ich wollte Ihnen ausschließlich Rezepte aus der Tierwelt präsentieren, die Sie heute – auch aus medizinischer Sicht – unbesorgt und ohne Probleme für Ihre Gesundheit anwenden und nützen können. Rezepte, die Sie selbst herstellen, fertig in der Apotheke oder Drogerie kaufen oder in einem Krankenhaus sowie in einer Kuranstalt konsumieren können.

Ich habe mich bemüht, Ihnen Therapien mit Tierprodukten nahezubringen, zu denen es heute wissenschaftliche Untersuchungen oder medizinische Gutachten gibt. Denn nur damit ist Ihnen gedient.

Es hat wenig Sinn, wenn ich Ihnen rate, zur besseren Wundheilung den Schleim vom Katzenwels zu verwenden, wenn dieses Phänomen von arabischen Fischern angewandt und in den USA von einem Arzt untersucht wird. Wie sollten Sie an den Schleim dieses Fisches kommen, den es in unseren Gewässern gar nicht gibt? Und das Medikament daraus ist noch nicht fertig entwickelt.

Ich möchte Ihnen auch nur der Kuriosiät wegen einige Tierrezepte aus Asien – vorwiegend aus China und Japan – verraten. Da sie jedoch von erfahrenen Medizinern in ihrer Wirkung nicht bestätigt werden und hierzulande kaum anwendbar sind, habe ich die Rezepte nicht ausführlich ins Buch aufgenommen.

Ich möchte sie nur aufzählen, weil ich auf meiner Asienreise im Jahr 1988 damit konfrontiert wurde:

◐ Zum Senken von Fieber und gegen Krämpfe nimmt man 3 Gramm geriebenes Pulver vom Panzer eines Käfers: nämlich von der Zikade.

◑ Das geriebene Horn vom international geschützten Panzernashorn nimmt man in China gegen Schwindelanfälle, Nasenbluten und Hitzeausschlag.

◐ Die zerriebenen Gallensteine vom Wasserbüffel konsumiert man bei Abszessen, Eiterungen und Reizbarkeit.

◑ Bei Rheuma und Schlaganfällen nimmt man kleinste Mengen des getrockneten und zerriebenen Körpers – ohne Kopf – von der Chinesischen Nasenotter, einer giftigen Schlangenart.

◐ In Tibet und Nordindien gibt man zur Unterstüzung des Kreislaufs und zur Herzstärkung 0,2 Gramm vom getrockneten Sekret der Drüse vom Moschustier.

◑ Zerstoßene Austernschalen werden in Apotheken gegen Bluthochdruck, Kopfschmerzen, Schwindelanfälle und Angstzustände angeboten.

◐ Um zu hohen Blutdruck zu senken, nehmen Japaner und Chinesen mitunter bis zu 10 Gramm vom getrockneten und zerriebenen Regenwurm. Aber auch Lähmungen nach Schlaganfällen werden damit bekämpft.

◑ Zerriebene getrocknete Skorpione gelten in ganz Asien als Hausmittel gegen Krämpfe, Kopfschmerzen, Abszesse und Nervosität. Man nimmt jeweils 0,05 Gramm des Pulvers.

◐ Gegen Angstzustände trinkt man Tausendfüßler-Tee. 1 Gramm des getrockneten und zerriebenen Insekts wird mit 1 Tasse kochendem Wasser aufgegossen, dann 8 Minuten ziehen lassen.

◑ Die geriebenen Schuppen des chinesischen Ohrenschuppentieres werden bei Unregelmäßigkeiten der Periode der Frau sowie bei Gelenkschmerzen und Hauteiterungen eingenommen.

◐ Der getrocknete und geriebene Magen des Hahnes wird in Japan gegen Magendrücken, Völlegefühl und Blasenschwäche konsumiert, und zwar in Dosen zu jeweils 4 Gramm.

◑ Leim aus Eselhaut wird in Japan gegen Schlaflosigkeit, Ruhelosigkeit und Schwindelanfälle eingesetzt; einmal am Tag 10 Gramm.

◐ Als Potenzmittel kaut man in China den Kokon der Gottesanbeterin.

Das waren nur ein paar Kostproben aus der asiatischen Naturheil-Apotheke, die sämtlich aus dem Reich der Tiere stammen.

Wenn ich auch überzeugt bin, daß Sie jetzt kaum Gusto bekommen haben, diese Rezepte anzuwenden oder sich die Produkte aus Asien zu besorgen, so war es mein Anliegen damit – wie mit dem gesamten Buchinhalt – eines aufzeigen: Nicht nur die Welt der Pflanzen und Mineralien ist für den Menschen interessant, wenn es um die Vorbeugung, Linderung und Bekämpfung von Krankheiten geht. Die Welt der Tiere wartet mit ebenso wertvollen und wirksamen Produkten und Rezepten auf. Ich wollte mit diesem Buch ein gerechtes Gegenstück zu den zahllosen Kräuterbüchern und Pflanzenbrevieren schaffen. Denn es sollte uns bewußt sein, was die Tierwelt an kostbaren Naturheil- und Hausmitteln für uns bereithält…

REGISTER

Abwehrkraft 43, 71, 66
Acethylcholin 17
Aderlaß 91
Aggressionen 213
Aktivität 71
Alkoholentwöhnung 81
Allergien 19
Altersforschung 165
Altershaut 204
Alterungsprozeß 62
Amalgam 105 ff.
Ameisen 127 ff.
Ameisensäure 128
Ameisensäure-Therapie 130
Anämie 195
Angina 160
Angora-Kaninchenwolle 66
Angstzustände 133, 213
Antibiotikum, natürliches 29, 57
Apfel-Joghurt 190
Appetitlosigkeit 23, 198
Aquarium 214
Arteriosklerose 109 ff., 113, 209
Arthritis 35
Arthrosen 149
Atemorgane, Probleme 133
Augenentzündung 21
Augen, müde, entzündete 23
Austern 102 ff.
Austern-Extrakt 105

Bananenmilch 183
Bienen 13 ff.
Bienenbrot 47
Bienengift 35 ff.
Bienengiftsalbe 37
Bienengift-Spritze 37
Bienenkittharz 30
Bienenköniginnen-Hormon 42
Bienenpollen 44 ff.
Bienenwachs 26 ff.
Bindehautentzündung 38, 193
Bio-Joghurt 189
Blähungen 23
Bläschenausschlag 39
Blasenkatarrh 195
Blutbild 52
Blutdruck 103
Blutdruck-Erkrankungen 198
Blutegel 89 ff.
Blutegel-Behandlung 91 ff.
Bluthochdruck 110, 195
Bronchialasthma 172
Bronchitis 186
Butter 185 ff.
Buttermilch 183 f.

Calcium 178
Cellulitis 202
Cholesterin 59 ff.
Colesterinspiegel 110
Cochenille-Laus 172

Darmflora 80, 188, 190, 192
Darmerkrankungen 81
Darmprobleme 32
Depressionen 43, 133, 195
Diät-Kurmolke 191
Docosahexaensäure 110
Durchblutung 97, 120, 122
Durchblutungsstörungen 133
Durchfall 195

Eicosapentaensäure 110
Ei-Extrakt 64
Eisenmangel 114
Ekzem 195, 198
Enten 213
Entgiften 103
Entzündungen 39, 133, 192
EPA-MER-Fischöl-Kapseln 113
Equilac 76
Erkältungskrankheiten 24, 28, 38, 56ff., 159f., 209
Ersatzhaut 100
Erschöpfungszustände 18, 101, 114, 209
Eskimos 110

Fäulnisprozesse im Darm 191
Faltenbildung 86, 103
Fettgewebe 203
Fettstoffwechselstörungen 81
Fieberbläschen 33
Fische 96
Fischöl 109ff.
Fischöl-Kapseln 112f.
Folsäuremangel 143
Fossil-Steinöl-Fango 99
Frauenbeschwerden 44
Frühjahrsmüdigkeit 42
Frustrationen 213
Füße, wunde 174
Furunkel 115

Gallenprobleme 195
Gehirnfunktionen 62
Gelbsucht, infektiöse 195
Gelée royale 39 ff.
Gelenkbeschwerden 192
Gelenkschmerzen 92, 152
Gesundreiten 75
Gicht 32, 153
Ghee 185f.
Grippe 31, 56ff.
Gürtelrose 32
Gurken-Cocktail 184
Gymnastik im Sattel 74

Haarausfall 33, 199ff.
Haarwuchs-Probleme 199ff.
Hämorrhoiden 38, 92, 186
Haifischknorpel 100
Halsschmerzen 20, 23, 34, 160
Haltungsschäden 74, 178
Hamster 139f.
Hamster-Eierstockzellen 140
Hamster-Extrakt 140
Hauskatze 118
Haut 76
–, fette 87
–, rissige 24
Hautausschlag 101
Hautentzündung 34
Hauterkrankungen 144
Hautpflege 28
Hautunreinheiten 191, 192
Heidelbeermilch 183
Heiserkeit 22, 34
Hering 110
Herpes-Bläschen 32
Herzchirurgie 137
Herzbeschwerden 115
Herzerkrankungen 209
Herzinfarkt 109ff., 113, 140, 213

Herzkranzgefäßerkrankungen 213
Herz, nervöses 24
Herz-Serum 70
Herzstärkung 19, 24
Hildegard von Bingen 128
Hippokrates 15, 46, 205
Hirsch 173 ff.
Hirschgeweih 175
Hirschtalg 174
Homöopathische Tinkturen 114
Honig 16 ff.
Honigmilch 183
Hormone 51
Hühner 55 ff.
Hühnerbrühe 56 ff.
Hühnerei 59 ff.
Hühnerfleisch 56
Hühnersuppe 58 f.
Husten 24, 193

Immunkraft 67, 69, 205
Immunschwäche 133
Immunstärkung 34
Immunsystem 206
Inhibine 17
Ischias 32, 133

Joghurt 187 ff.
Joghurtbazillus 188
Joghurt-Maske 189
Joghurt-Rezepte 190

Kälber-Drüsen 205
Kalbsbries 208
Kaninchen 65 ff.
Kaninchenhaare 66 ff.
Kaninchenhaar-Hüte 68
Kaninchen-Seren 72
Kaninchenwolle 66
Karies 184
Karieslöcher 105
Katzen 117 ff.
Katzenfell 118 ff.
Katzenfell-Bandage 122
Kefir 194 ff.
Kefir-Milch 195
Kefir-Pilz 194
Kinder, nervöse 18
Kniegelenkserkrankungen 151
Knochen 178
Knochenbrüche 178
Knochenentkalkung 52
Königskobra 133
Konzentration 64
Konzentrationsschwäche 43, 104, 144, 209
Kopfbedeckung 69
Kopfschmerzen 25, 92, 160
Kräftigung 199
Kräuter-Buttermilch 184
Kräuter-Quark 193
Krampfadern 92
Krebsanfälligkeit 166
Krebsrisiko 61
Krebsschutz 144 f.
Kreislauf 23
Kreislaufschwäche 133
Kreislaufstörungen 133, 209
Kreuzotter 134
Kreuzschmerzen 153
Kumylac 76

Lachs 110
Lactobacillus bifidus 188
Lärmempfindlichkeit 43
Läuse 171 f.
Lammfleisch 170
Lebenskraft 102
Leber 19, 76
Leberbeschwerden 24
Lebererkrankungen 81

Leber-Serum 70
Lebertran 114, 115
Lecithin 185
Liebesfähigkeit 43
Liebeskraft 64, 103
Liebeslust 64
Lippen, aufgesprungene 25
Lungen-Serum 70

Magenbeschwerden 103, 160
Magenentzündungen 195
Magenerkrankungen 81
Magengeschwür 25, 195, 198
Magenprobleme 32
Makrele 110
Managerkrankheit 81
Mangelerscheinungen 71
Manneskraft 175
Massage 33
Medicat-Fell 124
Meerestiere 95 ff., 114
Meerschweinchen 213
Melbrosia 47
Melissenmilch 183
Milch 178 ff.
Milch-Rezepte 183
Milchschnitte 184
Möhren-Joghurt 190
Molke 190 ff.
Molke-Bäder 192
Molke-Kuranstalt 192
Mundschleimhautentzündungen 192
Muscheln 105 ff.
Muschelschalen 107
Muskelkater 25, 96

Nachtschweiß 76, 102
Nervöse Belastung 101
– Kinder 18
– Störungen 43, 143
Nervosität 195, 198, 213
Nerze 85 ff.
Nerzöl 86 ff.
Neurodermitis 144

Occlusin 108
Ödeme 38
Öl, fossiles 97 f.
Ohrensausen 92
Omega-3-Fettsäuren 110
Optovit-E-Therapie 119
Orangenhaut 202
Organseren 70
Orotsäure 165
Osteoporose 52, 178
Oxidermin 203

Pantokrin 175
Papageien 213
Pferde 73 ff.
Pferdehaarauflage 75
Pferdehaare 75 f.
Pfirsich-Joghurt 190
Pollenallergie 50
Pollenmaske 53 f.
Potenz 43, 104
Potenzprobleme 44
Pottwal-Sekret 115 f.
Propolis 209 ff.
Prostataprobleme 49
Pseudokrupp 172

Quark 192 ff.
Quark-Dessert 193
Quark-Rezepte 193 f.
Quecksilber 106 f.

Rachenentzündungen 192
Regelbeschwerden 51
Reintorin 132
Reizhusten 172

Reizkörper-Therapie 129
Rekonvaleszenz 19
Rheuma 25, 32, 34, 35, 66, 96ff., 133, 149
Rheuma-Kliniken 119
Rheuma-Schmerzen 130
Rheumatische Erkrankungen 118ff., 160
Rinder 177ff.
Rinderdarm 202
Rinderherzen 199ff.
Rinderherz-Extrakt 202
Rindermilz 202
Risikofaktoren 110
Roßhaar 75
Roßhaarmatratzen 76

Sakana-Fischöl-Kapseln 113
Sauerstoffzufuhr 120
Schafe 157ff.
Schafs-Extrakte 167
Schafskäse 163ff.
Schafskäse-Rezepte 169
Schafsmilch 163ff.
Schafsmilch-Kosmetik 170
Schafsmilch-Rezepte 168f.
Schafwolle 159ff.
Schinken-Quark 194
Schlafstörungen 26, 198
Schlangen 131ff.
Schlangenfarmen 132
Schlangengift 132ff.
Schluckauf 23
Schnupfen 22, 31
Schuppenbildung 33
Schwächeanfälle 43
Schwangerschaftsstreifen 204
Schwarzwaldsanatorium Obertal 69, 206
Schweine 135ff.
Schweine Bandscheiben 138
Schweineherzen 137
Schweine-Insulin 136f.
Schweine-Nabelschnur 137f.
Schwellungen 38
Schwindelanfälle 52
Sehkraft 62
Sehnenscheidenentzündung 34, 193
Sehschwierigkeiten 102
Serumpräparate 71
Serum-Therapie 70ff.
Sexualität 59, 62
Sexuelle Zärtlichkeit 175
»Sieben-Länder-Studie« 109
Sika-Hirsche 175
Sonnenbrand 189
Spondylarthrose 32, 137f.
Stauungen 38
Steinöl 96ff.
Steinöl-Salbe 99
Stimmbandaffektionen 172
Strahlenschäden 21
Streßfolgen 209, 214
Stubenvögel 213
Stutenmilch 76ff.
Stutenmilch-Therapie 77, 83

Tennisarm 32
Thymo-Pause 207
Thymosand-Therapie 209
Thymus-Creme 210
Thymusdrüse 206f.
Thymusextrakte 208
Thymusfaktoren 208
Tierhaltung 211ff.
Tintenfisch 100f., 115
Tintenfisch-Sekret 114f.
Tiroler Steinöl 96ff.
Tomaten-Buttermilch 183
Triglyzeridspiegel 110
Tuberkulose 142

Ubichinon 50 146
Überarbeitung 115
Umweltaggressionen 181
Umweltgifte 62, 181

Vegetative Störungen 209
Venenprobleme 115
Venenstauungen 92
Verdauung 76
Verdauungsstörungen 144
Vergeßlichkeit 43
Verschleißerscheinungen 71
Verstopfung 101, 195
Viper 133
Vitalcocktail 63 f.
Vitalität 71
Vital-Tonikum 100

Wachstumsstoffe 48
Wadenkrämpfe 38
Waldameisen 128
Wechseljahre 104
Wechseljahr-Beschwerden 44, 50 ff.
Weiselsaft 41
Wespen 155 f.
Wespengift 156
Wespenstich 156
Wirbelsäule 29, 32
Wirbelsäulenbeschwerden 153
Wirbelsäulenerkrankungen 96
Wirbelsäulenprobleme 160, 178
Wirbelsäulenschäden 123
Wirbelsäulenschmerzen 34
Wirbelsäulen-Therapie 74 f.
Wundbehandlung 21, 28
Wundliegen 162

Zahnfleischentzündung 26
Zahnfüllungen 105 ff.
Zellatmung 91
Ziegen 141 ff.
Ziegenbutter 149 ff.
Ziegenkäse 147
Ziegenkäse-Obstsalat 148 f.
Ziegenkäse-Rezepte 148 f.
Ziegenkäsesalat 148
Ziegenmilch 142 ff.
Ziegenmilch-Krafttrunk 147
Ziegenmilch-Rezepte 147 f.
Ziegen-Pudding 148
Ziegen-Reistorte 147 f.
Zigarettenrauchen 110
Zuckerkrankheit 136
Zwölffingerdarmgeschwür 20